Oksana Rudkovska

A fraqueza da acomodação é um fator desencadeante de doenças oculares

Oksana Rudkovska

A fraqueza da acomodação é um fator desencadeante de doenças oculares

ScienciaScripts

Imprint

Any brand names and product names mentioned in this book are subject to trademark, brand or patent protection and are trademarks or registered trademarks of their respective holders. The use of brand names, product names, common names, trade names, product descriptions etc. even without a particular marking in this work is in no way to be construed to mean that such names may be regarded as unrestricted in respect of trademark and brand protection legislation and could thus be used by anyone.

Cover image: www.ingimage.com

This book is a translation from the original published under ISBN 978-620-2-09342-2.

Publisher:
Sciencia Scripts
is a trademark of
Dodo Books Indian Ocean Ltd. and OmniScriptum S.R.L publishing group

120 High Road, East Finchley, London, N2 9ED, United Kingdom
Str. Armeneasca 28/1, office 1, Chisinau MD-2012, Republic of Moldova, Europe
Printed at: see last page
ISBN: 978-620-8-16385-3

ÍNDICE DE CONTEÚDOS

INTRODUÇÃO

A oftalmologia é um ramo da ciência que estuda a etiologia, a patogénese, o quadro clínico, o diagnóstico e o tratamento das doenças dos olhos. A maior parte das doenças oculares (glaucoma, catarata, miopia, uveíte, maculodistrofia, etc.), numa fase avançada, conduz à perda de visão e à incapacidade dos doentes. Isto deve-se ao facto de, até agora, se desconhecerem as causas das doenças oculares que incapacitam os doentes.Neste livro, examinamos o papel dos factores refrativo-acomodativos na ocorrência das principais doenças oculares. Desenvolvemos o conceito segundo o qual a causa primária das doenças oculares é a fraqueza de acomodação geneticamente determinada. Esta é estipulada por um segmento anterior do globo ocular "apertado" (uma pequena distância entre o equador do cristalino e o corpo ciliar).

Dado que a acomodação (a capacidade de distinguir claramente objectos distantes de forma diferente) desempenhou um papel importante na sobrevivência do ser humano enquanto espécie (detetar o perigo a diferentes distâncias), o organismo humano desenvolveu uma série de respostas compensatórias para restaurar a capacidade de acomodação do olho. Estas respostas compensatórias são as fases iniciais da maioria das doenças oculares. Se a acomodação for restaurada, o processo é estabilizado (glaucoma primário, catarata, miopia, etc.). Se um organismo e, por conseguinte, um músculo ciliar estiver muito fraco, um olho cai num círculo vicioso e fica cego.

As caraterísticas destas respostas compensatórias são discutidas no livro. Com base no conceito estabelecido de etiopatogénese das doenças oculares, são sugeridos novos métodos de prevenção e tratamento da oftalmopatologia, alguns dos quais foram testados com sucesso pelo autor na clínica.

Expresso a minha gratidão ao Departamento de Oftalmologia da Universidade Estatal de Medicina de Bukovynian e à equipa do Departamento de Oftalmologia do Hospital Clínico Regional de Chernivtsi pela sua ajuda no trabalho deste livro.

Agradeço aos leitores que acrescentem informações e façam críticas.

Atenciosamente, Rudkovska Oksana Dmytrivna, Ph.D., Professora Associada do Departamento de Oftalmologia com o nome de B.L.Radzihovski da BSMU.

Capítulo 1

FUNÇÕES VISUAIS E ACOMODAÇÃO APARENTE EM OLHOS ARTIFACIAIS COM ASTIGMATISMO DE DIFERENTES TIPOS

T.U. Gorgiladze, N.M. Serhienko, O.D. Rudkovska

Académico Filatov Instituto ucraniano de doenças oculares e terapia de tecidos, hospital de Kiev

"Centro de microcirurgia ocular"

As LIOs atualmente utilizadas estão privadas da função acomodativa e não proporcionam aos doentes uma visão simultânea ao longe e ao perto.

Existem vários relatórios sobre lentes artificiais bi e multifocais concebidas para expandir a área de visão clara do olho artifacético e para libertar o doente de correção adicional dos óculos. No entanto, quando estas LIOs são implantadas, a sensibilidade ao contraste diminui, o efeito perde-se com a mais pequena descentralização [8, 16]. Além disso, devido ao elevado risco de diminuição da acuidade visual corrigida, as LIO multifocais não podem corrigir as anomalias de refração com óculos tão facilmente como as LIO monofocais, embora até 60% dos doentes necessitem de uma correção espetacular no período pós-operatório [2].

Ao mesmo tempo, alguns doentes com LIO monofocal detectam paradoxalmente uma acuidade visual não corrigida elevada ao longe e ao perto [7, 9, 10-13]. Alguns autores acreditam que isto se deve à propriedade do sistema ótico do olho (aberrações esféricas e cromáticas) [7], outros sugerem a presença de um fator de deslocamento da retina [1], a terceira causa principal é vista no tamanho da pupila [13, 14].

A capacidade de acomodação do olho, desprovido da lente natural, pode ser explicada pela profundidade da região focal (RF) [3-6].

O FR é um pequeno segmento do eixo ótico, dentro do qual as deslocações da retina não provocam uma alteração da qualidade da imagem. A profundidade do FR depende de um certo número de factores: aberrações esféricas e cromáticas, difração, propriedade de reflexão da retina (fenómeno de Stiles-Crowford), etc. O astigmatismo do olho e o tamanho da pupila são de importância primordial (quanto mais estreita for a pupila, maior será a profundidade do FR) [6]. Com a cicloplegia completa ou a falta de uma lente natural devido à profundidade do FR, cria-se um efeito de acomodação aparente (SA) que permite manter uma visão igualmente nítida numa determinada área do espaço.

Nakazawa e Ohtsuki [13, 14], medindo a AS em olhos artifácicos com lentes monofocais de câmara posterior, verificaram que ela é inversamente proporcional ao diâmetro da pupila, mas não se correlaciona com o astigmatismo do olho. Segundo Huber [9, 10], o volume máximo da SA é observado em olhos artifaciais com astigmatismo miópico (simples - até 2,0 D, e complexo - até 3,0 D). Nos trabalhos de outros autores [11, 12], a informação sobre o astigmatismo que proporciona o maior volume da SA em doentes com artifacia, é fragmentária e por vezes contraditória.

O objetivo da nossa investigação é identificar factores que possam melhorar a função acomodativa do olho artifácico e constituir uma alternativa à LIO multifocal em termos de proporcionar aos doentes uma visão de perto e de longe elevada sem correção adicional dos óculos.

Para resolver o problema, efectuámos uma análise comparativa da acuidade visual ao longe e ao perto e do volume de SA dos olhos artifaciais, em função da magnitude e do tipo de astigmatismo presente.

Material e métodos. Foram examinados 72 doentes (84 olhos) com artifacia com idades compreendidas entre os 48 e os 76 anos (mulheres - 47, homens - 25). Todos os doentes foram submetidos a extração extracapsular de cataratas com implantação da LIO convexa plana de câmara posterior modelada por N. Sergienko no período de 1986 a 1990.

Para o exame, foram selecionados doentes com uma acuidade visual corrigida de pelo menos 0,8-1,0, bem como com astigmatismo míope (simples e complexo), astigmatismo misto e emmetropia. 16 deles tinham astigmatismo miópico direto, 17 -

astigmatismo miópico inverso, 17 - astigmatismo miópico com eixos oblíquos, 10 - astigmatismo misto, 10 - emmetropia (controlo). O grau de astigmatismo não excedeu 3,0 dptr. Constituíram o grupo de base (70 doentes), no qual todos os indicadores foram tratados estatisticamente. Os dados do inquérito dos restantes 14 doentes com astigmatismo superior a 3,0 dptr foram utilizados para a construção de gráficos.

O diâmetro da pupila foi medido ao microscópio de lâmpada de fenda. Ajustando o brilho do iluminador ЩЛ-2Б na superfície da córnea do paciente, foi definida uma iluminância de 2000 lux (o controlo foi realizado com um luximetro Ю117). Usando a ocular de medição ЩЛ-2Б, o diâmetro da pupila foi determinado ao longo dos eixos 0°, 45°, 90° com uma precisão de ± 0,1 mm e a média aritmética dos dados foi calculada. A fim de padronizar o estudo (considerando a clara relação entre o tamanho da pupila e a profundidade do FR), e também pelas razões indicadas abaixo, na maioria dos casos, foram investigados olhos com um valor de pupila dentro de 3,0 mm. Os doentes foram submetidos a visometria sem correção e com correção para longe a uma distância de 5 m, de acordo com a tabela de Sivtsev, e para perto a uma distância de 0,33 m, de acordo com a tabela de estudo da visão de perto.

A refractografia e a oftalmometria foram efectuadas na máquina oftalmológica da firma K. Zeiss.

A proximetria (para avaliar a capacidade de leitura do olho artifácico) foi efectuada de acordo com o seguinte procedimento:

Os pontos mais afastados e mais próximos de visão clara com o número de letra 6 (correspondente ao texto do jornal) e uma lente adicional + 3.0 dptr foram determinados antes e depois da correção do astigmatismo. A correção do astigmatismo com óculos esferocilíndricos numa armação de prova correspondeu praticamente à refração determinada no refratómetro (com exceção do astigmatismo direto, em que a força do cilindro era, em regra, inferior em 0,25-0,5 dptr).

As posições dos pontos mais afastados e mais próximos de visão clara foram registadas três vezes no momento do embaciamento das letras visualizadas. Foi adicionada uma lente redutora de +3,0 dptr para que os pontos determinados ficassem dentro dos trilhos do proxímetro. O volume de acomodação aparente foi determinado pela fórmula de Donders: A = PR.

O tratamento matemático-estatístico dos dados obtidos foi efectuado por um programa especialmente desenvolvido para o efeito num computador IBM.

Os resultados do estudo são apresentados no Quadro 1.

Resultados e discussão. A partir dos dados apresentados na Tabela 1, conclui-se que, para tamanhos quase iguais de pupila (a diferença entre os grupos não é estatisticamente fiável - t<2), os doentes com astigmatismo miópico têm o maior volume da SA. As diferenças entre todos os tipos de astigmatismo miópico e emmetropia neste indicador são estatisticamente significativas (P <0,05 para o astigmatismo miópico com eixos oblíquos, P <0,01 para o astigmatismo miópico direto e P <0,001 para o astigmatismo miópico inverso).

A diferença entre o astigmatismo míope e o misto é menos significativa (apenas o astigmatismo misto e o miopia inversa diferem significativamente - P <0,01). A diferença no volume da SA entre os diferentes tipos de astigmatismo míope é estatisticamente não fiável (t<2).

No grupo de doentes com astigmatismo miópico, os olhos com uma direção vertical ou horizontal dos meridianos principais têm melhor acuidade visual, em contraste com os olhos que têm astigmatismo miópico com eixos oblíquos. Isto deve-se provavelmente a uma melhor perceção dos pormenores verticais e horizontais dos optotipos da mesa.

Em termos de acuidade visual, todos os tipos de astigmatismo míope são significativamente diferentes da refração emetrópica (P <0,05 para o astigmatismo reverso e oblíquo e P <0,01 para o astigmatismo direto), para a acuidade visual distante, apenas o astigmatismo míope com eixos oblíquos é (P <0,01).

É de salientar que a acuidade visual ao longe é maior nos doentes com astigmatismo miópico direto (0,69 ± 0,21) e ao perto - com o oposto (0,43 ± 0,13), o que se explica pela localização mais próxima do plano focal vertical da retina em cada caso.

O volume máximo da SC em olhos artifaciais com astigmatismo dos tipos direto e inverso foi encontrado no astigmatismo míope de grau fraco (equivalente esférico de refração - 1,0 dptr). Embora o volume de SC seja um pouco mais elevado com astigmatismo míope do tipo inverso, na nossa opinião, o astigmatismo míope direto é preferível, pois é o que menos reduz a acuidade visual à distância.

Quadro 1

Refração	Diâmetro da pupila, mm	Equivalente esférico de refração, dptr	Antes da correção			Após a correção		
			Acuidade visual	Acuidade ao perto	SA volume, dptr	Distant acuity	Perto de acuity	SA volume, dptr
Astigmatismo miópico direto N=16	2,63±0,41	-1,03±0,56	0,69±0,21	0,37±0,08	3,9±1,05	0,97±0,04	0,2±0,06	3,05±1,12
Astigmatismo miópico invertido N=17	2,42±0,20	-1,1±0,61	0,61±0,20	0,43±0,13	4,79±1,08	0,99±0,08	0,2±0,11	3,6±0,99
Astigmatismo míope com eixos oblíquos N=17	2,46±0,38	-0,94±0,38	0,54±0,16	0,31±0,08	3,78±1,36	0,96±0,44	0,19±0,10	3,2±1,12
Astigmatismo misto N=10	2,67±0,44	1,37±0,37	0,64±0,25	0,19±0,05	1,64±0,44	1,04±0,10	0,14±0,05	1,97±0,70
Emmetropia (controlo) N=10	2,48±0,36	0,125±0,13	0,98±0,02	0,11±0,02	0,89±0,40	0,98±0,02	0,11±0,02	0,89±0,40

No grupo de doentes com astigmatismo miópico direto (simples e complexo) com um equivalente esférico de refração de 1,0 dptr, a melhor acuidade visual ao longe e ao perto do maior volume da SA foi encontrada nos olhos com astigmatismo míope complexo - 0,5 dptr cyl - 1,0 dptr ax 0°. Estes doentes apresentavam uma acuidade visual ao longe de 0,8-0,9; ao perto - 0,4-0,5; não necessitavam de correção adicional com óculos (apenas durante leituras longas). Consequentemente, o astigmatismo míope de grau fraco proporciona ao olho artifacético a melhor relação entre a acuidade visual ao longe e ao perto não corrigida, em comparação com outros tipos de refração. No entanto, isto só é verdade para os doentes com uma pupila reactiva estreita e uma LIO de câmara posterior. Na presença de uma pupila grande e sedentária (sinéquia, rutura do esfíncter, etc.) ou com uma LIO de câmara anterior implantada, a acuidade visual ao perto, independentemente do tipo de refração, é fortemente reduzida, o que impossibilita a medição da AS. Por este motivo, estes olhos foram excluídos da nossa investigação.

Assim, como resultado do estudo, foi estabelecido que o astigmatismo míope de baixo grau aumenta a função acomodativa do olho artifacético e, em combinação com a pupila reactiva estreita e a LIO de câmara posterior, permite que os doentes realizem trabalho visual ao longe e ao perto sem correção adicional dos óculos.

Conclusões

1. No caso de uma pupila estreita (dentro de 3,0 mm) e de uma LIO monofocal de câmara posterior, os olhos com astigmatismo míope de grau fraco (refração esférica equivalente a -1,0 dptr) têm o maior volume de acomodação aparente entre os olhos artificiais com astigmatismo de diferentes tipos.

2. Na presença de astigmatismo míope de grau fraco, a maior acuidade visual ao longe e ao perto é observada nos olhos com um astigmatismo míope complexo de tipo direto.

Referências

1. Ананин В.Ф., Бегунова Г.Б., Киприянова Т.И. // Офтальмол. журн. - 1972.- №2.-С.92-97.

2. Захаров В.Д., Карамян А.А., Хайдер Т.А. //Тез. докл. II Международного симпозиума по рефракционной хирургии, имплантации ИОЛ и

комплексному лечению атрофии зрительного нерва.- М., 1991.-С.80.

3. Сергиенко Н.М. // Вестн. офтальмологии.-1963.-№3.-С.39.

4. Сергиенко Н.М. // Вестн. офтальмологии.-1967.-№6.-С.61-66.

5. Сергиенко Н.М. // Вестн. офтальмологии.-1969.-№1.-С.82-86

6. Сергиенко Н.М. Офтальмологическая оптика.-М., 1961.-С.99.

7. Федоров С.Н. // Офтальмол.журн. -1969.-№1.-С.29-33.

8. Holladay J., Stark W.J., Terry A., Maumenee A.E. eds. Anterior Segment Surgery: IOL's, Laser and Refractive Keratoplasty. - Baltimore: Williams and Wilkins, 1987. -25-9.

9. Huber C. // Doc. Ophthalmol.-1981.-52.-123.-78.

10. Huber C. // J. Am. Intraocul. Implant. Soc.-1981.- 7.-244.-9.

11. Manuel B. Datils, Ted Gancayco. //Ophthalmology.-1990.-7.-922-926.

12. Mark R. Sawusch, David L. Guyton. // Ophthalmology.- 1991.-7.-1025-1029.

13. Nakazawa M., Ohtsuki K. // Am. J. Ophthalmol.-1983.-96.-435.-8.

14. Nakazawa M., Ohtsuki K . //Invest. Ophthalmol. Vis. Sci.-1984.-25.-1458-60.

15. Sugitani I., Komori T., Kitoh R., Hayano S. //Folia Ophthalmol. Jpn.-1979.-30.-326-30.

16. Zisser J.C., Guyton D.L. // Am. J. Ophthalmol . -1989.-108.-324-326.

VISÃO BINOCULAR E PROFUNDA EM PACIENTES COM ARTIFACIA E ASTIGMATISMO

T. U. Gorgiladze, O. D. Rudkovskaya

Académico Filatov Instituto ucraniano de doenças oculares e terapia de tecidos,

hospital de Kiev

"Centro de microcirurgia ocular"

A recuperação da visão binocular é o objetivo final da correção intraocular da afacia, uma vez que o astigmatismo pós-operatório observado em 90% dos doentes com LIOs piora frequentemente o trabalho conjunto dos olhos.

Na literatura disponível, não encontrámos estudos sobre as caraterísticas da perceção espacial em doentes com artifacia, tendo em conta a natureza das anomalias refractivas pós-operatórias.

O objetivo deste trabalho foi estudar o efeito do astigmatismo formado após a cirurgia de implante na visão binocular e profunda de pacientes com artifacia de ambos os olhos.

Para atingir este objetivo, realizámos uma análise comparativa da qualidade da visão binocular (teste das cores, heteroforia, fusão, aniseikonia) e da acuidade da visão profunda na artifaquia bilateral, em função do tipo de astigmatismo.

Material e métodos. Foram examinados 52 doentes (104 olhos) com artifacia bilateral, com idades compreendidas entre os 45 e os 79 anos (28 mulheres e 24 homens). Todos os doentes foram submetidos a extração de cataratas extracapsulares com implantação de LIO de câmara posterior (modelo Sergienko) no período de 1988 a 1991.

Foram selecionados para o exame os pacientes com uma acuidade visual corrigida à distância não inferior a 0,8-1,0 para ambos os olhos e astigmatismo de diferentes tipos dentro de 3,0 dptr (os componentes esférico e cilíndrico da refração variavam de 3,0 a -3,0 dptr). 18 olhos tinham astigmatismo hipermetrópico, 20 olhos - astigmatismo misto, 16 olhos - astigmatismo miópico direto, 22 olhos - astigmatismo miópico inverso, 16 olhos - astigmatismo miópico com eixos oblíquos, 12 olhos - emmetropia (grupo de controlo).

A natureza da visão binocular foi determinada com base no teste de cor de Belostotskiy-Friedman a uma distância de 5 m; heteroforia - com a ajuda de um cilindro e da escala de Maddox para a distância. A fusão foi estudada em condições de haplopsia

no sinópóforo, utilizando o método de T. Kashchenko [6]. A magnitude da aniseikonia foi medida utilizando um método subjetivo [4, 9] no instrumento "Hayroscope". A acuidade visual foi avaliada com a ajuda do aparelho de tala Besta a uma distância de 3 m.

Quadro 1

Indicadores do olho artifacético (não corrigido com uma lente de óculos)	Estado da visão	Heterop horia, °	Aniseik onia, %	Amplitu de de	Limite de visão

Refração	Equivalente esférico de refração, dptr	Acuidade visual à distância	binocular			fusão, °	profundads, mm
Astigmatismo hipermetrópico N=18	1,4±0,48	0,52±0,06	Estável	1,1±0,42	8,6±0,97	3,21±0,72	27,27±4,72
Astigmatismo misto N=20	1,45±0,59	0,49±0,08	Estável	1,16±0,16	9,1±1,58	2,1±0,50	22,62±5,04
Astigmatismo miópico direto N=16	1,2±0,51	0,71±0,04	Estável	1,25±0,18	9,2±1,40	1,9±0,48	18,99±3,19
Astigmatismo miópico invertido N=22	1,1±0,46	0,46±0,05	Estável	2,0±0,36	5,3±1,26	2,55±0,74	24,88±3,23
Astigmatismo míope com eixos oblíquos N=16	1,24±0,38	0,44±0,06	Estável	1,4±0,24	4,6±0,94	2,16±0,81	23,03±4,14
Emmetropia (grupo de controlo) N=12	0,125±0,13	0,93±0,07	Estável	1,0±0,31	8,9±1,15	1,0±0,62	8,33±0,91

Todas as funções binoculares foram verificadas com a correção completa de ambos os olhos,

sem correção de ambos os olhos, e com correção um a um de um olho, para determinar o grau de influência do astigmatismo não corrigido do segundo olho no sistema visual. Os dados obtidos neste último caso são processados pelo método da estatística variacional e são apresentados no Quadro 1.

Resultados e discussão. Visão binocular. Foi observada uma visão binocular estável em 100% dos doentes examinados, tanto em condições naturais como com correção unilateral e bilateral dos erros refractivos.

Heteroforia. De acordo com os dados apresentados na Tabela 1, o grau mais baixo de heteroforia foi registado no astigmatismo hipermetrópico - ($1,1° \pm 0,42°$), o máximo - no astigmatismo miópico inverso ($2,0° \pm 0,36°$). O astigmatismo miópico inverso difere significativamente da emetropia ($P < 0,05$). A diferença entre os outros tipos de astigmatismo e a emetropia não é estatisticamente fiável ($t < 2$).

Fusão. A amplitude da fusão é o critério mais revelador e preciso para avaliar o estado da visão binocular [8].

As reservas fusionais em todos os pacientes examinados foram significativamente reduzidas (especialmente a parte positiva), o que corresponde aos dados obtidos por N. F. Bobrova e I. M. Boychuk [3].

A maior amplitude das fusões foi observada nos casos de astigmatismo hipermetrópico ($8,6° \pm 0,97°$), misto ($9,1° \pm 1,58°$) e míope direto ($9,2° \pm 1,4°$). Nestes casos, a fusão correspondeu praticamente à da refração emetrópica ($8,9° \pm 1,15°$) - a diferença foi estatisticamente insignificante ($t < 2$).

A amplitude mínima de fusão foi encontrada nos olhos com astigmatismo miópico do tipo reverso ($5,3 \pm 1,26°$: $P < 0,05$) e K com eixos oblíquos ($4,6° \pm 0,94°$; $P < 0,01$).

Isto explica-se pelo facto de, no ato visual binocular, a perceção dos contornos verticais dos objectos em consideração ser de importância decisiva [1, 12]. As piores condições para a fusão de imagens surgem no caso da proximidade à retina de uma linha focal localizada horizontalmente ou numa direção oblíqua (i.e., no caso de astigmatismo míope do tipo inverso e com eixos oblíquos), o que é confirmado pelos dados do nosso estudo.

Aniseikonia. No estudo da aniseikonia com correção, sem correção e com correção alternada de ambos os olhos, este indicador encontrava-se geralmente dentro do intervalo admissível [2, 11] - 3%, com exceção do astigmatismo hipermetrópico - ($3,21 \pm 0,72$)%.

A relação das imagens retinianas, para além da refração, é afetada pela diferença de tamanho dos eixos antero-posterior e pela diferença de força ótica da córnea dos dois olhos [10]. Não estudámos estes parâmetros, no entanto, tendo em conta que a esmagadora maioria dos inquiridos (com uma combinação diversa dos factores enumerados) não ultrapassou os 3%, podemos inferir que o astigmatismo de diferentes tipos 3.0 dptrs não provoca aniseikonia, capaz de perturbar a visão binocular em doentes com artifacia.

Visão profunda. De acordo com os dados apresentados no Quadro 1, o astigmatismo de qualquer tipo piora a perceção espacial do ambiente em comparação com a refração emetrópica (P <0,01 para o astigmatismo miopico misto e direto e P <0,001 para o astigmatismo hipermetrópico, miopico do tipo inverso e de eixos oblíquos).

Os limiares mais elevados de visão profunda foram encontrados com astigmatismo hipermetrópico - (27,27 ± 4,72) mm, mínimo - com astigmatismo miópico de tipo direto - (18,99 ± 3,19) mm, o que coincide com os dados de R. Sachsenweger [5] num estudo semelhante em olhos fácicos.

Assim, ao comparar o grau de influência do astigmatismo de diferentes espécies na visão binocular e profunda de pacientes com artifacia, os melhores indicadores foram observados nos olhos com astigmatismo misto e astigmatismo miópico direto.

Estes tipos de astigmatismo não prejudicam significativamente a qualidade da visão binocular: praticamente não aumentam a heteroforia e a aniseikonia, não reduzem as reservas fusionais em comparação com a refração emetrópica (t <2). Os limiares mais baixos de visão profunda foram encontrados em pacientes com estes tipos de astigmatismo.

Resumindo o que precede, podemos concluir que o astigmatismo misto e o astigmatismo míope do tipo direto são os que menos pioram a perceção espacial do ambiente em doentes com artifacia, em comparação com outros tipos de astigmatismo.

Referências

1. Аветисов Э.С., Розенблюм Ю.З. Вопросы офтальмологии в кибернетическом освещении. -М., 1973.-С.150.

2. Антонова Е.Г. Вопросы реабилитации больных и инвалидов.-Л., 1974.-С.178-181.

3. Боброва Н.Ф., Бойчук И.М. // Офтальмол. журн.-1991.-№3.-С.129-132.

4. Венгер Г.Е. // Офтальмол. журн.-1974.-№2.-С.149-150.

5 .Заксенвегер Р. Аномалии стереоскопического зрения при косоглазии и их лечение.-М., Медгиз, 1963.-С.71.

6. Кащенко Т.П. Нарушение и методы восстановления фузионной способности зрительного анализатора при содружественном косоглазии: Автореф. дис.... канд.мед.наук.-М., 1965.-18с.

7. Розенблюм Ю.З. // Возрастные особенности органа зрения в норме и при патологии у детей.- М., 1979.- Т.5.-С.9-14.

8. Сенякина А.С., Экпе А. // Офтальмол. журн.-1983.-№5.- С.269-273.

9. Сергиенко Н.М., Эмилит В.А., Комяхова А.В., Пишель А.Я.//Вестн. офтальмологии.-1987.-Т.103.-№4.-С.15-17.

10. Урмахер Л.С., Айзенштат Л.И. Оптические средства коррекции зрения.- М., Медицина, 1990.-С.159.

11. Dannheim E., Retklaff H.U. //Klin. Mbl.Augenheilk.-1979.-Bd.174.-S.629- 634.

12. Haustein W., Mittelstaedt H. // Excerpta Medica.-1990.-44.-849.

REACÇÕES ACOMODATIVAS DO OLHO EMETRÓPICO

O.D. Rudkovska

Hospital de Kiev "Centro de microcirurgia ocular"

O problema do funcionamento do mecanismo de acomodação do olho humano continua a ser um dos mais urgentes em oftalmologia, apesar do grande número de investigações disponíveis sobre este assunto.

De acordo com a teoria clássica de Helmholtz [3,22], o mecanismo fisiológico da acomodação consiste no seguinte: a contração do músculo de acomodação leva ao relaxamento do ligamento ciliar, através do qual o cristalino, encerrado num saco, está ligado ao corpo ciliar. O enfraquecimento da tensão das fibras deste ligamento reduz o grau de tensão do saco do cristalino e o cristalino, possuindo propriedades elásticas, adquire uma forma mais convexa, resultando no aumento do poder refrativo do sistema ótico do olho. Quando o músculo ciliar relaxa, ocorre o processo inverso.

Um dos pontos fracos da teoria de Helmholtz é a posição do estado "calmo" dos olhos quando se vê ao longe.

Atualmente, está estabelecido que o funcionamento do mecanismo acomodativo do olho humano é determinado por três estados básicos: acomodação ao longe, acomodação ao perto e o estado de calma da acomodação, no qual praticamente não existem incentivos à acomodação e o gasto de energia do músculo ciliar é mínimo. O estado de repouso ótico é caracterizado por um desvio da refração em direção à miopia [5, 6, 17]. Segundo o conceito de F. Toates [4], G. Westheimer, S. Blair [28], a miopia funcional em 1,5 dptr é um ponto de repouso da acomodação do olho emetrópico. Assim, o olho no estado "calmo" não está preparado para ver ao longe, como acreditava Helmholtz, mas a uma distância de cerca de 60 cm.

Não conseguimos encontrar uma explicação satisfatória para o fenómeno da miopia do olho com acomodação inoperante. Pensamos que a refração míope do olho humano no espaço não orientado se deve à estrutura do cristalino.

De acordo com D. Krol [11], D. Ivanov [9], na maioria dos olhos as superfícies anterior e posterior da lente são asféricas, tendo a superfície anterior normalmente um astigmatismo direto e a superfície posterior o astigmatismo oposto. A magnitude do astigmatismo é normalmente de 1,5 dptr. No caso de refracções esféricas e, em parte, astigmáticas, o astigmatismo das superfícies da lente é mutuamente compensado, levando à formação de uma lente não astigmática com uma assimetria pronunciada das suas superfícies. Aparentemente, no olho emetrópico, na ausência de estímulos de acomodação, os raios de luz - devido a esta estrutura da lente - são focados a 1,5 dptr em frente da retina, o que corresponde à miopia funcional de 1,5 dioptrias estabelecida experimentalmente.

Assim, a anatomia do cristalino determina a refração moderadamente míope do olho quando a acomodação não está a funcionar. Em nossa opinião, esta instalação ótica é um produto da seleção evolutiva.

No crepúsculo e à noite, quando as condições ambientais estão próximas do espaço não orientacional e a acomodação está praticamente inativa, o olho míope ligeiro sofre minimamente de aberração cromática (o foco dos raios azuis predominantes no espetro noturno está 1,5 dptr antes da retina [18]) e de aberração esférica (com uma miopia de 1,5 dptr, esta aberração está ausente [10]). Além disso, colocar o olho a uma distância de cerca de 60 cm (dentro do braço estendido) permite a uma pessoa reagir instantaneamente a um perigo que surge subitamente da escuridão. Por conseguinte, a regulação ligeiramente míope do olho no estado de repouso da acomodação é biologicamente conveniente.

Tendo em conta o acima exposto, concordamos com os autores [12, 24, 27] que entendem o mecanismo acomodativo da seguinte forma: acomodação para perto - o processo de aumento da refração desde a posição de repouso fisiológico até ao ponto mais próximo de visão nítida, acomodação para longe - o processo de facilitação da refração desde o ponto de repouso de acomodação até à instalação em objectos localizados a uma distância infinitamente grande.

A regulação ativa do olho, tanto para a visão de perto como para a visão de longe, tem uma forte base anatómica sob a forma de grupos separados de fibras do músculo acomodativo com a sua inervação antagónica.

De acordo com os dados mais recentes da literatura [25], o músculo ciliar é constituído por três partes conjugadas: fibras meridionais (músculo de Bruecke) iniciam-se na região do esporão escleral, terminam em estrelas musculares supracoroidais; fibras radiais (músculo de Ivanov) são formadas a partir de uma parte das fibras anteriores do músculo de Bruecke, contactando com o músculo anular, terminando nos processos ciliares; fibras anelares (músculo de Muller) - a parte mais interna do músculo ciliar, não tem fixação escleral.

Os ligamentos ciliares estão funcionalmente divididos em dois grupos principais [23]: o primeiro grupo de fibras liga a parte plana do corpo ciliar e o anel ciliar, o segundo grupo - os processos ciliados com a cápsula do cristalino, as fibras não se cruzam, como se pensava anteriormente, mas estão ligadas separadamente à cápsula anterior), à cápsula posterior (posterior) e ao equador do cristalino.

O raio de curvatura da superfície anterior do cristalino é aproximadamente 1,6 vezes maior do que o raio de curvatura da sua superfície posterior e a cápsula anterior do cristalino é 5 vezes mais espessa do que a superfície posterior [21].

Investigações no campo da inervação [26] indicam uma regulação dupla (parassimpática e simpática) da acomodação: no mesmo músculo, após a instilação de colinomiméticos, as fibras têm predominantemente uma direção circular, e após a instilação de substâncias simpaticomiméticas - localizam-se principalmente longitudinalmente.

Há um acúmulo contínuo de dados de que a inervação parassimpática fornece um processo de acomodação da posição de repouso fisiológico até o ponto mais próximo da visão clara, e a inervação simpática - da posição calma até o ponto mais distante da visão clara [7, 12, 24, 27].

Durante o trabalho visual, a instalação acomodativa do olho ocorre reflexivamente a uma dada distância, tendo em conta o valor da imagem retiniana do objeto em vista. Um certo grau de contração do músculo ciliar corresponde a um certo nível de excitação do músculo ciliar [19]. Os reflexos de acomodação manifestam-se em volumes diferentes, dependendo da relação entre as tonalidades parassimpática e simpática do sistema nervoso autónomo [12].

Partindo das caraterísticas supracitadas da estrutura e da inervação do aparelho acomodativo, propomos a seguinte hipótese do mecanismo de acomodação do olho humano.

Na posição de calma, o impulso ao longo dos canais parassimpático e simpático é mínimo, a refração do olho é míope a 1,5 dptr (devido à assimetria das superfícies do cristalino).

Com a tensão de acomodação ao perto devido ao aumento do tónus do sistema nervoso parassimpático, as fibras circulares do músculo ciliar contraem-se e, devido à sua localização (à frente e no interior dos apêndices ciliares), a tensão dos ligamentos ciliares predominantemente anteriores enfraquece, resultando na curvatura da superfície anterior do cristalino e no aumento da sua força refractiva em 1,5 dptr. A refração do olho torna-se míope de 3,0 dptr, o que determina a melhor distância para o trabalho de visão ao perto em 33 cm.

Com a tensão de acomodação à distância, o tónus do sistema nervoso simpático aumenta, as fibras longitudinais são esticadas pelos elementos contrácteis das estrelas musculares [8], o ligamento ciliar posterior é esticado tractivamente (através dos ligamentos ciliares que ligam a parte plana do corpo ciliar e o anel ciliar), achatando a superfície posterior do cristalino. O poder refrativo do cristalino diminui 1,5 dptr, e a refração do olho torna-se emetropica.

Nos casos em que as deslocações da acomodação em 1.5 dptr em relação ao estado de calma não proporcionam uma imagem retiniana nítida, o músculo ciliar é estruturalmente reorganizado: em caso de acomodação ao perto, um aumento do impulso ao longo do canal parassimpático reduz as três porções do músculo ciliar (e o músculo Ivanov torna-se sinérgico do músculo Mueller, alterando o trajeto radial das fibras para um trajeto circular), o que leva ao relaxamento dos ligamentos ciliares anterior e posterior, aumentando assim a curvatura de ambas as superfícies do cristalino e a refração como um todo aumenta 3.0 dptr; na acomodação à distância, devido ao aumento do tónus do simpático, o músculo Ivanov torna-se um sinergista do músculo Bruecke (as fibras radiais localizam-se predominantemente no sentido longitudinal), os ligamentos ciliares posterior e anterior são estirados, achatando assim ambas as superfícies do cristalino e enfraquecendo a refração em 3,0 dptr. No entanto, na maioria dos casos, é suficiente amplificar ou atenuar a acomodação em 1,5 dptr para uma boa orientação do emmetrop no espaço.

Assim, pensamos que as reacções acomodativas do olho emetrópico são determinadas pela estrutura do cristalino: na ausência de estímulos de acomodação, a refração do olho corresponde a uma miopia de 1.5 dptr devido ao astigmatismo das superfícies refractárias do cristalino; a tensão de acomodação ao perto (devido a um aumento da curvatura da superfície anterior do cristalino) leva a um aumento da refração de 1,5 dptr; a tensão de acomodação ao longe (devido ao achatamento da superfície posterior do cristalino) diminui a refração em 1,5 dptr.

Este mecanismo de acomodação é biologicamente conveniente, uma vez que requer custos energéticos mínimos. Se a lente tivesse uma forma estritamente esférica e todas as fibras do músculo ciliar se contraíssem ou relaxassem ao mesmo tempo, os custos energéticos da acomodação seriam duas vezes maiores.

Temos tendência para pensar que o sistema olho-cérebro, no seu conjunto, está adaptado a aberrações até 1,5 dptr. Sabe-se que as imperfeições ópticas inerentes ao olho humano normal (aberrações esféricas e cromáticas, astigmatismo fisiológico, etc.) não ultrapassam 1,5 dioptrias e não afectam significativamente a qualidade da imagem [2, 10, 15, 16, 20]. Também não existem perturbações da visão binocular com uma diferença de refração de ambos os olhos até 1,5 dptr [1].

Com base no que precede, pensamos que a gama de aberrações a que o analisador visual humano está adaptado se situa no intervalo de 1,5 dptr, e é determinada pelo potencial de alteração da curvatura das superfícies anterior e posterior da lente.

A questão que se coloca é: que factores permitem uma acomodação próxima superior a 3,0 dptr? O papel principal neste mecanismo parece ser desempenhado pela acomodação intra-cristalina [3, 23]. A expansão do campo de visão clara também é conseguida através do aumento da área focal do olho: o astigmatismo corneano direto de 1,0-1,5 dptr inerente à maioria dos olhos [2, 14, 20] aumenta a profundidade da área focal. Devido à profundidade da região focal, o olho vê claramente diferentes distâncias sem a tensão de acomodação [16], o que é ergonomicamente vantajoso. Por conseguinte, na nossa opinião, a asfericidade da córnea, tal como a da lente, é biologicamente conveniente.

Resumindo o que foi dito acima, tendemos a considerar que Helmholtz estava errado ao considerar o sistema ótico do órgão visual como imperfeito [22]. Parece-nos que o olho é construído de forma surpreendentemente expedita, proporcionando uma visão nítida ao longe e ao perto com custos mínimos de energia.

Consideramos que a melhoria da correção intraocular da afacia deve estar associada ao desenvolvimento de uma lente artificial de forma cilíndrica esférica, que proporcione ao olho uma diferença na refração dos meridianos vertical e horizontal até 1,5 dptr. Esta lente (pedido número 94062057 com prioridade a partir de 16.06.94, decisão positiva a partir de 17.03.95) criará condições de funcionamento tão próximas quanto possível das fisiológicas. Um aumento da profundidade da área focal nos olhos com lentes intra-oculares de forma cilíndrica esférica proporcionará aos doentes uma expansão da zona de visão clara e uma melhoria da qualidade da imagem ao longe e ao perto.

Referências

1. Адигезалова-Полчаева К.А. Анизометропия. -Баку, 1981.-С.13.

2. Авербах М.И. К диоптрике глаз различных рефракций. Дис. д-ра мед.наук. -М., 1900.-С.309-313.

3. БМЭ. Под ред. Б.В.Петровского. Изд.Ш.-М., 1974.-Т.1.-С.485-492.

4. Волков В.В. Вопросы офтальмологии.- Л., 1980.-С.47-48.

5. Волков В.В., Горбань А.И., Джалиашвили О.А. Клиническая визо- и рефрактометрия. - Л., 1976.- С.216.

6. Волков В.В., Колесникова Л.Н. // Материалы II симпозиума по физиологии сенсорных систем.-Л., 1973.-С.65-66.

7. Волков В.В., Колесникова Л.Н. //Офтальмол. журн.- 1973.-№3.- С.172176.

8. Горбань А.И. // Тез. докл. II Всесоюзн. конф. По актуальным вопросам детской офтальмологии.- Каунас,1983.-С.43-45.

9. Иванов Д.Ф. Анатомоооптическая структура астигматизма: Автореф. дис.... д-ра мед наук.- Днепропетровск, 1967.-47с.

10. Кравков С.В. Глаз и его работа. -Л.. 1950.-С.55.

11. Кроль Д.С. Исследование фотоофтальмометрического метода и материалы о хрусталиковом астигматизме: Автореф. дис.. канд. мед.наук.-Л., 1950.-8с.

12. Мусабейли У.Х. //Вестн. офтальмологии.-1966.-№2.-С.10-15.

13. Радзиховский Б.Л. Старческая дальнозоркость.- Л., 1965. -159с.

14. Радзиховский Б.Л. Астигматизм человеческого глаза. - М., 1969.-С.137-143.

15. Рудковская О.Д. Исследование возможности увеличения псевдоаккомодации артифакичного глаза путем формирования его фокусной области: Автореф. дис....канд.мед.наук. - Одесса, 1994. -!6с.

16. Сергиенко Н.М. Исследования к теории клинической рефракции человеческого глаза: Автореф. дис....д-ра мед. наук. - Донецк, 1974.-24с.

17. Шаповалов С. Л. Научн. труды МНИИ глазных болезней им. Гельмгольца.- М., 1974.- Вып.20.- С.87-92.

18. Шаповалов С. Л. Динамическая рефракция в норме и при патологии. Сб.

научн. работ.- М., 1981.- С.34-51.

19. Cornsweet T.N., Crane H.D. // Vis. Res.-1973.-13.-3.-713-715.

20. Gullstrand A. // Scandin. Arch. Physiol.- 1890.-2.-269-369.

21. Fincham F. //Br. J. Ophthalmol.-1937.-8.-1.

22. Hemholtz H. Treatise on physiologic optics (Tratado de ótica fisiológica), Nova Iorque: Dover Publications, 1962.- Inc. Vol.1.

23. Moses R.A. // Adlers physiology of the eye.-1985.-291-310.

24. Mutze K. Die Akkomodation des Menschlichen Auges. -Berlim, 1956.

25. Patologia oftálmica e Atlas e livro de texto. Ed. W.H.Spenser, Third Edition.-Philadelphia.-1962.-3.-1366-1367.

26. Rohen J.W., Rentsch E.J. //Graefes Arch. Ophthalmol.-1969.-178.-1.-1-19.

27. Schober H. Das sehen. Band I.- Leipzig,1970.

28. Westheimer G., Blair S.M. //Vis. Res.-1973.-12.-1035-1040.

SOBRE A ETIOLOGIA E A PATOGÉNESE DO GLAUCOMA PRIMÁRIO DE ÂNGULO ABERTO E DA MIOPIA

O.D. Rudkovska

Universidade Estatal de Medicina de Bukovynian

Resumo. A fraqueza da acomodação no glaucoma de ângulo aberto e na miopia pode dever-se a um fator anatómico, ou seja, a uma pequena distância entre o músculo ciliar e o equador do cristalino. A melhoria da eficiência do dispositivo de acomodação é conseguida através da incorporação da resposta compensatória - a expansão do anel ciliar através da isquemia local da secção anterior do olho. Surgem factores metabólicos e citotóxicos que levam à obliteração do aparelho de drenagem, ao aumento do oftalmotonus, ao enfraquecimento das propriedades de suporte da esclerótica e ao estiramento da cápsula ocular. O equador do cristalino afasta-se do músculo ciliar, a tensão dos ligamentos ciliares aumenta e a acomodação é restabelecida (miopia estacionária, glaucoma estabilizado). Caso contrário, ocorre um círculo vicioso (neoplasia maligna, glaucoma não compensado).

Palavras-chave: glaucoma primário de ângulo aberto, miopia, acomodação, corpo ciliar, cristalino.

O glaucoma primário de ângulo aberto e a miopia são razões predominantes de deficiência visual em todo o mundo.

Atualmente, a etiopatogénese do glaucoma e da miopia permanece pouco clara [2, 4, 8, 10, 14, 19]. Ambas as doenças são consideradas multifactoriais com um efeito de limiar. São causadas por um mecanismo de desencadeamento desconhecido. Devido ao facto de ambas as doenças terem muito em comum (fraqueza da acomodação, distúrbios hemodinâmicos e hidrodinâmicos, alongamento da cápsula ocular), pode assumir-se que o mecanismo de desencadeamento deve ser o mesmo.

Sabe-se que existe uma correlação positiva entre o crescimento do globo ocular e o nível de oftalmotonus [2]. De acordo com V. V. Volkov e outros autores [6, 21, 26], dos dois sistemas - a regulação da acomodação e a pressão intraocular - o primeiro prevalece no olho, controlando a saída do fluido intraocular. Nestes dois sistemas são utilizados os mesmos mecanismos executivos: a redução das fibras musculares radiais, circulares e meridionais do corpo ciliar e a resposta elástica da coroide.

Permanece a questão de saber como e em que casos o dispositivo de acomodação exerce uma influência sobre o oftalmotónio e, ao mesmo tempo, sobre o tamanho axial e a refração clínica do órgão da visão, se nem o espasmo nem a paresia de acomodação afectam significativamente a pressão intraocular em olhos saudáveis [18].

Do nosso ponto de vista, a causa do desenvolvimento do glaucoma de ângulo aberto e da miopia pode ser a seguinte.

De todos os músculos internos do olho, o papel funcional central pertence ao músculo ciliar, uma vez que está envolvido simultaneamente no processo de acomodação e no escoamento do fluido intraocular.

Para um funcionamento ótimo do dispositivo de acomodação, é necessário que a mais pequena alteração do tónus do músculo ciliar provoque uma alteração adequada da curvatura das superfícies do cristalino através dos ligamentos ciliares. Por outras palavras, no olho deve existir um mecanismo de regulação constante da distância entre o corpo ciliar e o equador do cristalino (designamo-lo por L) - (Fig.).

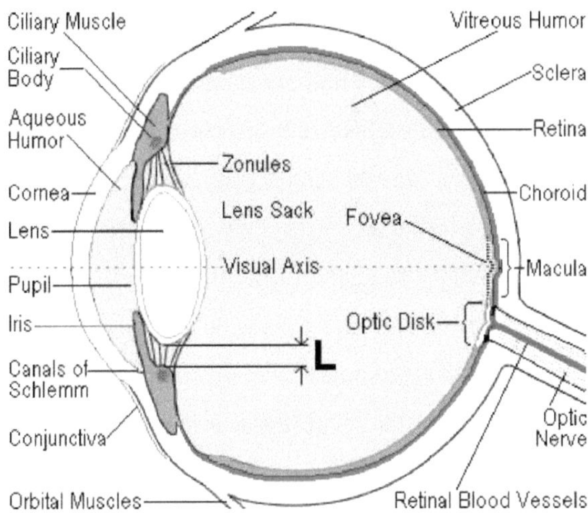

Fig. Diagrama da estrutura de um olho.

L - a distância entre o corpo ciliar e o equador da lente

Tanto no caso da miopia como do glaucoma, o processo começa com o enfraquecimento da acomodação e a falta de fornecimento de sangue ao olho [1, 2, 3, 6, 16, 17, 18, 19, 20], e estes factores precedem a doença. No entanto, existe outro ponto de vista - as disfunções da acomodação e da hemocirculação surgem como resultado do estiramento do globo ocular [22, 23].

Sabe-se que o diâmetro do cristalino está constantemente a aumentar (20 microns por ano) [27]. Acreditamos que num determinado período da vida, em olhos anatomicamente propensos, a distância entre o cristalino e o córtex é menor do que a que permite uma acomodação adequada. Os ligamentos ciliares começam a ceder ligeiramente, o que enfraquece o efeito do músculo ciliar sobre o cristalino, o músculo fica parcialmente "inativo". Para melhorar a eficácia do dispositivo de acomodação, é necessário aumentar a tensão dos ligamentos ciliares, afastando o corpo ciliar do equador do cristalino, ou seja, aumentar a distância entre o corpo ciliar e o equador do cristalino. A extensão do anel ciliar é conseguida através da isquemia local da secção anterior do olho.

Foi estabelecido que, em caso de miopia e glaucoma, o fornecimento de sangue ao corpo ciliar é reduzido para o dobro [16, 25]. A perturbação do trófico do corpo ciliar viola os processos bioquímicos na parte anterior do olho. Surgem factores metabólicos e citotóxicos que levam à obliteração do aparelho de drenagem, ao aumento do oftalmotonus, ao enfraquecimento das propriedades de suporte da esclerótica e ao estiramento da cápsula ocular. Este mecanismo é compensatório, uma vez que se destina, em primeiro lugar, a esticar a parte anterior do olho, o que deve levar a um aumento do diâmetro do anel escleral na área de projeção do corpo ciliar, à deslocação do equador do cristalino em relação ao músculo ciliar, à tensão dos ligamentos ciliares e à normalização do trabalho do aparelho de acomodação. Se a diminuição da eficiência do músculo ciliar (por isquémia) for compensada por um aumento da tensão dos ligamentos ciliares, a acomodação é restabelecida (miopia estacionária, glaucoma estabilizado). Caso contrário, há um círculo vicioso de desenvolvimento de neoplasia maligna e glaucoma não compensado. Uma das razões para as diferenças conhecidas na clínica destas doenças da parte posterior do olho pode ser, na nossa opinião, diferentes graus de rigidez da esclerótica (incluindo a placa de rede no início e na idade adulta sob a influência do aumento da pressão intraocular).

Este mecanismo de alongamento do segmento anterior do olho com o enfraquecimento da acomodação é de carácter universal, uma vez que também é observado na hipermetropia [7]. Note-se que, mesmo no glaucoma secundário (traumático, nodular), a faixa anterior da cápsula escleral torna-se mais fina (desde o limbo até à linha dentada) [12].

O conceito proposto para a etiopatogénese do glaucoma de ângulo aberto e da miopia encontra-se no trabalho de R.A.Schachar [27], onde o autor reconstruiu a capacidade de acomodação do olho com presbiopia, aumentando operativamente o diâmetro do globo ocular na projeção do corpo ciliar. O volume de acomodação foi aumentado em 4-6 dptr. A partir do exposto, é possível explicar a razão da formação de estafilomas anteriores da esclerótica [12, 19, 24], um bom efeito das operações antiglaucomatosas da esclerótica corneana meridional e da esclerotomia radial [15].

À luz do conceito proposto, a eficácia insuficiente dos actuais métodos de tratamento da miopia e do glaucoma justifica-se plenamente:

- Os exercícios de treino do músculo ciliar não previnem o aparecimento da miopia e não param a sua progressão [2] porque não são capazes de aumentar a distância entre o corpo ciliar e o equador do cristalino;

- Pela mesma razão, a cirurgia escleroplástica com miopia progressiva apenas inibe o processo, retardando o alongamento da esclerótica [2, 5, 10];

- As operações antiglaucomatosas existentes contra a miopia progressiva e o glaucoma descompensado [13, 14, 22] são dirigidas ao fator secundário - a disgenesia do ângulo da câmara anterior - e apenas retardam o curso da doença. A hipotonia, que ocorre no pós-operatório, leva a uma diminuição do volume ocular. Para que o oftalmotónio volte a subir e aumente a distância entre o corpo ciliar e o equador do cristalino, há uma regeneração fibrosa natural das vias de saída criadas artificialmente [9, 11, 13, 17], reforçando as alterações distróficas das membranas oculares, o que garante o seu alongamento com uma pressão intraocular relativamente baixa. Por outras palavras, o círculo vicioso que leva à perda de visão fecha-se.

Referências

1. Авербах М.И. Офталмологические очерки. -М.: Медгиз, 16 тип. Главполиграфиздата-2-я тип. Изд-ва Акад. Наук СССР, 1949.-778с.

2. Аветисов Э.С. Близорукость. 2-е изд. перер. и дополн.-М.: Медицина, 1999.-288с.

3. Балалин С.В., Гущин А.В. Анализ показателей гемодинамики глаза при толерантном и интолерантном офтальмотонусе у больных первичной открытоугольной глаукомой // Офтальмол.ж.- 2001.-№5.-С.7-10.

4. Бунин А.Я., Муха А.И., Коломойцева Е.М. Перфузионное давление в сосудах глаз у больных открытоугольной глаукомой // Вестн. офтальмол.-1995.-Т.Ш, №1.-С.28-31.

5. Бушуева Н.Н. О показаниях и эффективности методов хирургического лечения прогрессирующей близорукости // Офтальмол.ж. -1998.-№1.-С.1-8.

6. Волков В.В., Котляр К.Е., Кошиц И.Н., Светлова О.В., Смольников Б.А.

Биомеханические особенности взаимодействия дренажной и аккомодационной регуляторных систем в норме и при контузионном вывихе хрусталика //Вестн. офтальмол. -1997.-Т.113,№3.-С.5-7.

7. Даниленко А. С. Значение исследования функции акккомодации для диагностики клинических форм гиперметропии // Вестн. офтальмол. -2003.-Т.119, №6.-С.21-23.

8. Еричев В.П. Всерос. научн.-практ. конф. "Глаукома: итоги и перспективы на рубеже тысячелетий".-Москва,22-24 ноября 1999г. // Вестн. офтальмол.-2000.-Т.116,№2.-С.44-45.

9. Еричев В.П., Бессмертный А.С., Червякова А.П. Двухгодичные результаты применения новой фистулизирующей операции у больных рефрактерной глаукомой // Вестн.офтальмол.-2001.-Т.117,№1.-С.39-40.

10. Жабоедов Г.Д., Киреев В.В. Миопия. //Лікування та діагностика.-2002.-№3.-С.- 35-43.

11. Кашинцева Л.Т. Глаукома низкого давления и ее полиморфизм // Офтальмол.ж. -2003.-№5.-С.4-7.

12. Корнилаева Г.Г. Некоторые патогенетические аспекты формирования стафилом переднего отдела склеры при вторичной глаукоме // Новое в офтальмологии .-2002. -№2. -С.40-43.

13. Краснов М.М. Микрохирургия глауком. -М.: Медицина, 1980.-248с.

14. Макашова Н.В. Сравнительный анализ гемодинамических параметров в оценке состояния глаукомного процесса у пациентов с миопией // Вестн. офтальмол.-2004.-Т. 120, №2.-С.25-29.

15. Мужичук О.П. Про хірургічне лікування хворих на нормотензивну глакому // Наук. вісн. Ужгород. ун-ту. Серія медицина. -Вип.22.-Ужгород, 2004.-С.62-64.

16. Мустафина Ж.Г., Кургамбекова Н.С.,Телеуова Т.С., Касымханова А.Т. Исследование гемодинамики цилиарного тела при близорукости // Офтальмол.ж.-1998.-№1.-С.31-35.

17. Нестеров А.П. Первичная глаукома. Изд. второе перераб. и дополн.- М.:

Медицина, 1982.-287с.

18. Нестеров А.П., Банин В.В., Симонова С.В. Роль цилиарной мышцы в физиологии и патологии глаза // Вестн. офтальмол.-1999.-Т. 115,№2.-С.13-15.

19. Радзиховский Б.Л. Близорукость. -Л.: Медгиз, 1963.-196с.

20. Радзиховский Б.Л. Старческая дальнозоркость. Актовая речь на расширенном заседании Ученого Совета Черновицкого мединститута 25 ноября 1971 года.- Черновцы.: Черновицкий мединститут,1971.-24с.

21. Светлова О.В., Макаров Ф.Н., Котляр К.Е., Засева М.В., Кошиц И.Н. Морфологические и функциональные особенности ресничного пояска хрусталика как ключевого исполнительного органа в механизме аккомодации глаза человека //Морфология.-2003.-№3.-С.7-13.

22. Сергиенко Н.М., Кондратенко Ю.Н. Гипотеза патогенеза близорукости // Офтальмол.ж.-1988.-№3.-С.138-143.

23. Сергиенко Н.М., Рыков С.А. Аккомодативная функция при близорукости // Офтальмол.ж.-1988.-№6.-С.338-341.

24. Сидоров Э.Г., Мирзаянц М.Г. Врожденная глаукома и ее лечение. -М.: Медицина, 1991.-208с.

25. Федоров С.Н., Михайлова Г.Д., Спенсер М.П., Ивашина А.И. Новый способ дуплексного ультразвукового исследования состояния кровоснабжения цилиарного тела //Вестн. офтальмол.-1991.-Т.107,№2.-С.32-35.

26. Шелудченко В.М., Розенблюм Ю.З., Колотов М.Г. Изменение объективных показателей акккомодации при миопии и оценка результатов аккомодационных тренировок //Вестн. офтальмол.-2000.-Т.116,№2.-С.25-27.

27. Эллис В.Успешное хирургическое лечение пресбиопии: есть ли возможность его использования при катаракте и глаукоме? // Офтальмохирургия.-1999.-№2.-С.32-35

Capítulo 2

À QUESTÃO DA ETIOPATOGÉNESE DA CATARATA

O.D. Rudkovska

Universidade Estatal de Medicina de Bukovynian

De acordo com a decisão da OMS, o tratamento e a prevenção das cataratas é uma das áreas mais importantes da medicina no século XXI [6]. Todos os anos, mais de 2 milhões de pessoas no mundo perdem a visão devido a esta patologia, o que leva à sua incapacidade [5]. A patogénese da catarata relacionada com a idade, que é responsável por 85% da morbilidade total, é multifatorial [9].

A conceção energética e de radicais livres da catarata [19], embora revele factores endógenos da cataratogénese [3, 5, 8, 11, 19, 20], não permite saber qual é o fator desencadeante do processo patológico.

A epidemiologia das cataratas está relacionada com a filiação racial, a frequência alimentar, a composição da água potável, a duração da estadia em condições de insolação intensa, a presença de patologia somática geral [8].

Pensa-se que a catarata é uma manifestação do envelhecimento do corpo. 64-68% das pessoas idosas sofrem de cataratas, e quase todas sofrem de cataratas depois dos 80 anos [9]. Na maioria dos casos, as cataratas relacionadas com a idade devem-se a factores genéticos [4]. Ainda não é claro qual o defeito anatómico hereditário no olho que causa o desenvolvimento de cataratas.

Sabe-se que a radiação solar intensa e o trauma psicológico grave contribuem para a progressão das cataratas [1, 12]. Ao mesmo tempo, o trabalho físico intensivo ou a educação física e o desporto inibem a catarata nas fases iniciais [15]. Nos primeiros casos, a pupila está num estado de constrição durante muito tempo (e, consequentemente, as fibras circulares do corpo ciliar), uma vez que estes processos são controlados pelo sistema nervoso parassimpático. Com uma atividade física moderada, a pupila e o anel do corpo ciliar aumentam o seu diâmetro (tom predominante do sistema nervoso simpático).

Assim, quando a distância entre o equador do cristalino e o corpo ciliar diminui, a catarata progride, e quando a distância indicada aumenta, a catarata é inibida. Podemos concluir que a génese da catarata está associada ao trabalho de acomodação do olho. Para que o dispositivo de acomodação funcione corretamente, é necessário que a distância entre o cristalino e o corpo ciliar proporcione o efeito adequado do músculo ciliar sobre o cristalino (com a ajuda dos ligamentos ciliares). Uma diminuição desta distância resulta na flacidez dos ligamentos ciliares e na inatividade parcial do músculo ciliar.

Acreditamos que existem duas formas de restaurar o potencial de acomodação do olho nesta situação:

- aumentar a distância entre o equador do cristalino e o músculo ciliar, esticando o olho na projeção do corpo ciliar (este mecanismo é descrito por nós na miopia e no glaucoma primário de ângulo aberto [14]);

- para aumentar a elasticidade da lente.

Na nossa opinião, a catarata relacionada com a idade, tal como o glaucoma, desenvolve-se em olhos anatomicamente propensos, onde a distância entre o equador do cristalino e o corpo ciliar no período após os 40 anos se torna inferior à que assegura o funcionamento normal do aparelho de acomodação.

A fase inicial da reação compensatória destinada a restaurar a acomodação, que coincide com o desenvolvimento de cataratas e glaucoma, é uma diminuição dupla do fornecimento de sangue ao corpo ciliar [17]. A desordem trófica do corpo ciliar viola os processos bioquímicos na parte anterior do olho. Existem factores metabólicos e citotóxicos que bloqueiam parcialmente o sistema de drenagem (deterioração do fluxo de saída). A produção diminui e o quadro morfológico do fluido interno altera-se.

Além disso, os processos glaucomatoso e catarata diferem em termos de mecanismos fisiopatológicos. As alterações bioquímicas e estruturais do cristalino conduzem à sua hidratação e aumento da elasticidade. A maioria das pessoas somaticamente saudáveis com catarata relacionada com a idade tem catarata cortical [2, 12, 16]. B. L. Radzihovski descobriu que os valores médios do volume de acomodação em caso de catarata cortical inicial aos 40-75 anos de idade excedem os valores médios da quantidade de acomodação para pessoas da idade correspondente com olhos saudáveis em cerca de 1,0-1,5 dptr [13]. Isto significa que os idosos, no caso de uma catarata cortical inicial, têm os valores médios do volume de acomodação que excedem aproximadamente o dobro dos valores médios considerados normais para esta idade.

Assim, a isquémia local da parte anterior do olho, que precede o desenvolvimento de cataratas, promove (devido à violação dos processos metabólicos) a hidratação do cristalino, tornando-o mais elástico. Este facto facilita o trabalho do aparelho de acomodação (à mesma distância entre o cristalino e o corpo ciliar, a transição do cristalino de um estado esclerótico para um estado hidratado permite que o músculo ciliar trabalhe com menos tensão).

Se a redução do desempenho do músculo ciliar (por isquemia) for compensada pelo aumento da elasticidade do cristalino e o volume de acomodação for restaurado, então o processo patológico é estabilizado na fase inicial (a catarata pode não progredir durante 10-15 anos ou mais [9]).

O declínio progressivo do funcionamento do corpo ciliar estimula o processo de hidratação adicional do cristalino (a produção de fluido intraocular na fase de catarata imatura aumenta novamente e aumenta a facilidade de escoamento [18]). Nestes casos, o cristalino torna-se completamente turvo num período de até 3 anos [9].

Assim, as cataratas e o glaucoma têm a mesma causa - a fraqueza da acomodação devido à pequena distância entre o equador do cristalino e o corpo ciliar.

A razão pela qual um mesmo defeito anatómico do olho na idade presbíope causa glaucoma num caso, catarata no outro e a sua combinação no terceiro, permanece por esclarecer.

Talvez o cérebro "calcule" de alguma forma qual o mecanismo mais vantajoso do ponto de vista ergonómico para criar as condições mais confortáveis para o trabalho do aparelho de acomodação.

Estes mecanismos foram desenvolvidos e assegurados no processo de evolução porque a acomodação, que assegura a capacidade do olho para ver claramente a diferentes distâncias, tem sido extremamente importante para a sobrevivência da raça humana enquanto espécie [7].

O estudo destes mecanismos será objeto da nossa investigação futura.

Referências

1. 1 .Анина Е.И., Левтюх В.И. Распространенность катаракты в географических районах УССР // Тез. докл. VII съезда офтальмологов УССР.-Одесса, 1984.-С.71-72.

2. Гончаренко С.Н., Кравченко Л.И. Отдельные клинико-соматические признаки у лиц с разной степенью прогрессирования возрастных катаракт

3. // Тез. докл. VII съезда офтальмологов УССР.-Одесса, 1984.-С.59-61.

4. Девяткин А.А., Шатахина С.Н., Шабалин В.И., Малов В.Н. Морфологическая картина водянистой влаги в оценке патофизиологических механизмов инволютивного катарактогенеза // Вестн. офтальмол.- 2004.-Т.120,№1.-С.40-42.

5. 4.Еременко Н.С. Наследственность при возрастной катаракте // Тез. докл. VII съезда офтальмологов УССР.-Одесса, 1984.-С.47-48.

6. 5.Иванова О.И., Леус Н.Ф. Коррекция протеолитической активности крови в динамике развития катаракты в клинике и эксперименте с помощью флогэнзима // Офтальмол.ж.- 2003.-№6.-С.24-27.

7. Колосова Н.Г., Фурсова А.Ж., Лебедев П.А., Гусаревич О.Г. Макулодистрофия и катарактогенез у преждевременно стареющих крыс OXYS, их связь с окислительным стрессом //Офтальмол.ж.-2004.-№2.-С.28-32.

8. 7.Кошиц И.Н., Светлова О.В. Развитие теории Гельмгольца по результатам исследований исполнительных механизмов аккомодации // Вестн. РАМН.-2003.-№5.-С.3-9.

9. 8.Курышева Н.И., Томилова И.К., Кадыкова Е.Л. Оксид азота в

патогенезе глаукомы и катаракты // Вестн. офтальмол.-2001.-Т.117,№5.-С.34-36.

10. Мальцев Э.В., Багиров Н.А. Эпидемиология катаракты //Офтальмол.ж.-2001.-№6.-С.45-48.

11. Мальцев Э.В., Ясир А.М. Альшариф. Система генерации восстановительного потенциала никотинамидных коферментов хрусталика, камерной влаги и крови в условиях катарактогеннного воздействия световой радиации. Сообщение II. Камерная влага и кровь // Офтальмол.ж.-2003.-№6.-С.73-78.

12. Павлюченко К.П., Мухамед Зухейр Махфуз Ибрагим. Исследование уровня тиоловых соединений в крови пациентов с различными клиническими формами возрастной катаракты //Офтальмол.ж.-2003.-№6.-С.21-23.

13. Пучковская Н.А., Венгер Г.Е., Тодор Г.Ю. Особенности возрастных катаракт у соматически здоровых лиц и влияние ряда факторов на динамику помутнения хрусталика // Тез. докл. VII съезда офтальмологов УССР.-Одесса, 1984.-С.45-46.

14. Радзиховский Б.Л. Старческая дальнозоркость. -Медицина, Ленинградское отд., 1965.-159с.

15. Рудковская О.Д. До питання про етіологію та патогенез первинної відкритокутової глаукоми і короткозорості //Бук. мед. вісн.- 2005.-№1.-С.162-165.

16. Скрипка В.К., Петруня В.С., Попов А.Д. Влияние физических загрузок на прогрессирование начальных возрастных катаракт // Тез. докл. VII съезда офтальмологов УССР.-Одесса, 1984.-С.51-52.

17. Устименко Л.Л., Раинчик В.Ю., Шелиповская Т.М., Тарасикова О.И. Результаты диспансеризации больных возрастными начальными катарактами по данным клиники глазных болезней ВМИ // Тез. докл. VII съезда офтальмологов УССР.-Одесса, 1984.-С.46-47.

18. Федоров С.Н., Михайлова Г.Д., Спенсер М.П., Ивашина А.И. Новый

способ дуплексного ультразвукового исследования состояния кровоснабжения цилиарного тела //Вестн. офтальмол. -1991.-Т.107,№2.-С.32-35.

19. Чокова И.Б. Гидродинамические и эхобиометрические изменения при возрастной катаракте // Тез. докл. VII съезда офтальмологов УССР.-Одесса, 1984.-С.70-71.

20. Яценко О.В. Оцінка процесу ліпідної пер оксидації в оці хворих на вікову катаракту // Медична хімія.-2003.-Т.5,№3.-С.35-37.

21. Яценко О.В., Брюзгіна Т.С., Фартушок Н.В. Газохроматографічний аналіз ліпідів кришталиків та сироватки крові при віковій катаракті // Медична хімія.-2001.-Т.3,№1 .-С.66-68.

O PAPEL DA ACOMODAÇÃO NA ETIOPATOGÉNESE DO GLAUCOMA PRIMÁRIO DE ÂNGULO ABERTO E DA MIOPIA

O.D. Rudkovska

Universidade Estatal de Medicina de Bukovynian

O glaucoma primário de ângulo aberto e a miopia são razões predominantes para a deficiência visual em todo o mundo [9].

Atualmente, a etiopatogénese do glaucoma e da miopia continua por explicar [1, 3, 5, 6, 10]. Ambas as doenças são consideradas multifactoriais com um efeito de limiar. As doenças são causadas por um mecanismo de desencadeamento desconhecido. Devido ao facto de haver muito em comum no curso destas doenças (fraqueza da acomodação, distúrbios hemo e hidrodinâmicos, alongamento da cápsula ocular), pode assumir-se que o mecanismo de desencadeamento deve ser um e o mesmo.

Foi estabelecido que, durante o glaucoma e a miopia, o processo começa com o enfraquecimento da acomodação e a deficiência do fornecimento de sangue ao olho [1, 2, 4, 12, 13, 14, 15], sendo que estes factores precedem o desenvolvimento da doença.

Sabe-se que existe uma correlação positiva entre o crescimento do globo ocular e o nível de oftalmotonus [1, 7]. De acordo com V. Volkov e outros autores [4, 8, 16, 18], dos dois sistemas - regulação da acomodação e pressão intraocular - o primeiro prevalece no olho, controlando a saída do fluido intraocular. Nestes dois sistemas são utilizados mecanismos semelhantes: a redução das fibras musculares radiais, circulares e meridionais do corpo ciliar e a resposta elástica da coroide. O músculo ciliar não pode executar simultaneamente comandos opostos do cérebro (contrair para melhorar o fluxo de saída e relaxar para melhorar a qualidade da imagem). A este respeito, um comando de acomodação é sempre efectuado em primeiro lugar, uma vez que é mais importante para a sobrevivência dos seres humanos enquanto espécie [16].

A questão que se coloca é: como e em que casos o aparelho de acomodação afecta o oftalmotónio e, simultaneamente, o tamanho axial e a refração clínica do órgão, dado que nem o espasmo nem a paresia da acomodação afectam significativamente a pressão intraocular em olhos saudáveis? [14].

Nem a teoria dos três factores da patogénese da miopia [1], nem a teoria mecânica e vascular da patogénese do glaucoma [6] explicam as causas das alterações morfológicas no sistema de drenagem do olho; não é claro o que constitui o defeito hereditário nestas doenças e como este afecta o oftalmotónio e o tamanho axial do olho [13].

Na nossa opinião, a causa do desenvolvimento do glaucoma de ângulo aberto e da miopia pode ser a seguinte.

Sabe-se que o diâmetro do cristalino está constantemente a aumentar (20 microns por ano) [22]. Acreditamos que num determinado período da vida, em olhos anatomicamente propensos, a distância entre o cristalino e o córtex é menor do que a que permite uma acomodação adequada. Os ligamentos ciliares começam a ceder ligeiramente, o que enfraquece o efeito do músculo ciliar sobre o cristalino, ficando o músculo parcialmente inativo. Para melhorar a eficiência do aparelho de acomodação, é preciso também aumentar a tensão dos ligamentos ciliares, empurrando o corpo ciliar a partir da lente equatorial. A extensão do anel ciliar é conseguida através da isquémia local da parte anterior do olho (em caso de miopia e glaucoma, o fornecimento de sangue ao corpo ciliar é reduzido para o dobro) [12, 20].

O distúrbio trófico do corpo ciliar viola os processos bioquímicos na parte anterior do olho. Existem factores metabólicos e citotóxicos que levam à obliteração do aparelho de drenagem, ao aumento do oftalmotonus, ao enfraquecimento das propriedades de suporte da esclerótica e, por fim, ao estiramento da cápsula ocular. Este mecanismo é compensatório, uma vez que visa, em primeiro lugar, o estiramento da parte anterior do olho, o que deve levar a um aumento do diâmetro do anel escleral na área de projeção do corpo ciliar, à deslocação do equador do cristalino em relação ao músculo ciliar, à tensão dos ligamentos ciliares e à normalização do trabalho do aparelho de acomodação. Se o grau de diminuição da eficiência do músculo ciliar (por isquemia) for compensado por um aumento da tensão dos ligamentos ciliares, a acomodação é restabelecida (miopia estacionária, glaucoma estabilizado). Caso contrário, há um círculo vicioso e desenvolvimento de neoplasia maligna e glaucoma descompensado, levando à perda de visão.

O conceito proposto para a etiopatogénese do glaucoma de ângulo aberto e da miopia é confirmado pelos dados da investigação: incisões supraciliares da esclera que aumentam o diâmetro do globo ocular na projeção do corpo ciliar, restaurando a acomodação [22] e reduzindo a pressão intraocular [11, 17]. O conceito acima referido explica o mecanismo da esclerotomia na projeção do corpo ciliar com a redução da acomodação relacionada com a idade (presbiopia), que antes não era claro [19].

O desenvolvimento de operações de orientação patogénica (que aumentam a quantidade de acomodação) na miopia instável e no glaucoma será objeto da nossa investigação futura.

Referências

1. Аветисов Э.С. Близорукость. 2-е изд. перер. и дополн.-М.: Медицина, 1999.-288с.

2. Балалин С.В., Гущин А.В. Анализ показателей гемодинамики глаза

при толерантном и интолерантном офтальмотонусе у больных первичной открытоугольной глаукомой // Офтальмол.ж.- 2001.-№5.-С.7-10.

3. Бунин А.Я., Муха А.И., Коломойцева Е.М. Перфузионное давление в сосудах глаз у больных открытоугольной глаукомой // Вестн. офтальмол.-1995.-Т.Ш, №1.-С.28-31.

4. Волков В.В., Котляр К.Е., Кошиц И.Н., Светлова О.В., Смольников Б.А. Биомеханические особенности взаимодействия дренажной и аккомодационной регуляторных систем в норме и при контузионном вывихе хрусталика //Вестн. офтальмол. -1997.-Т.113,№3.-С.5-7.

5. Еричев В.П. Всерос. научн.-практ. конф. "Глаукома: итоги и перспективы на рубеже тысячелетий".-Москва,22-24 ноября 1999г. // Вестн. офтальмол.-2000.-Т.116,№2.-С.44-45.

6. Жабоедов Г.Д., Киреев В.В. Миопия. //Лікування та діагностика. - 2002.-Ks3.-С.- 35-43.

7. Кондратенко Ю.Н. Офтальмотонус как патогенетический фактор роста и рефрактогенеза глаза: Обзор лит.// Офтальмол.ж.-1989.-№4.-С.243-247.

8. Кошиц И.Н., Светлова О.В. Развитие теории Гельмгольца по результатам исполнительных механизмов акккомолации //Вестн. РАМН.-2003.-№5.-С.3-9.

9. Крижанівська Т.В. Стан та актуальні проблеми профілактики сліпоти та слабозорості в Україні // Офтальмол.ж.-2002.-№6.-С.67-70.

10. Макашова Н.В. Сравнительный анализ гемодинамических параметров в оценке состояния глаукомного процесса у пациентов с миопией // Вестн. офтальмол.-2004.-Т.12О, №2.-С.25-29.

11. Мужичук О.П. Про хірургічне лікування хворих на нормотензивну глакому // Наук. вісн. Ужгород. ун-ту. Серія медицина. -Вип.22.-Ужгород, 2004.-С.62-64.

12. Мустафина Ж.Г., Кургамбекова Н.С.,Телеуова Т.С., Касымханова А.Т.

Исследование гемодинамики цилиарного тела при близорукости // Офтальмол.ж.-1998.-№1.-С.31-35.

13. Нестеров А.П. Первичная глаукома. Изд. второе перераб. и дополн.-М.: Медицина, 1982.-287с.

14. Нестеров А.П., Банин В.В., Симонова С.В. Роль цилиарной мышцы в физиологии и патологии глаза // Вестн. офтальмол.-1999.-Т. 115,№2.-С.13-15.

15. Радзиховский Б.Л. Старческая дальнозоркость. Актовая речь на расширенном заседании Ученого Совета Черновицкого мединститута 25 ноября 1971 года.- Черновцы.: Черновицкий мединститут,1971.-24с.

16. Розенблюм Ю.З., Кошиц И.Н., Светлова О.В. Аккомодация в молодом возрасте. Норма и патология // Вестн. РАМН.-2003.-№5.-С.1О-15.

17. Самех Эль Сайед Ибрагим, Гончар П.А., Душин Н.В. Клиникоэкспериментальное исследование влияния супрацилиарных надрезов на гидродинамику глаза // Матеріали наук.-практ. конф. з міжнар. участю "Хірургічне лікування та реабілітація хворих з офтальмологічною патологією".-Київ, 2004.-С.197-200.

18. Светлова О.В., Макаров Ф.Н., Котляр К.Е., Засева М.В., Кошиц И.Н. Морфологические и функциональные особенности ресничного пояска хрусталика как ключевого исполнительного органа в механизме аккомодации глаза человека //Морфология.-2003.-№3.-С.7-13.

19. Сергиенко Н.М. Теория аккомодации: нужно ли поправлять концепцию Гельмгольца? // Офтальмол.ж.-2000.-№2.-С.81-82.

20. Федоров С.Н., Михайлова Г.Д., Спенсер М.П., Ивашина А.И. Новый способ дуплексного ультразвукового исследования состояния кровоснабжения цилиарного тела //Вестн. офтальмол.-1991.-Т.107,№2.-С.32-35.

21. Шелудченко В.М., Розенблюм Ю.З., Колотов М.Г. Изменение объективных показателей акккомодации при миопии и оценка результатов аккомодационных тренировок //Вестн. офтальмол.-2000.-

Т.116,№2.-С.25-27.

22.Эллис В.Успешное хирургическое лечение пресбиопии: есть ли возможность его использования при катаракте и глаукоме? // Офтальмохирургия.-1999.-№2.-С.32-35.

PILOCARPINA: É ACONSELHÁVEL A SUA UTILIZAÇÃO NO GLAUCOMA PRIMÁRIO DE ÂNGULO ABERTO?

O.D. Rudkovska, I.I. Zamorskyi

Universidade Estatal de Medicina de Bukovynian

O glaucoma é uma das principais causas de cegueira e incapacidade a nível mundial [11].

A taxa de crescimento da incidência do glaucoma e o seu significativo efeito incapacitante fazem dele o maior problema da oftalmologia [10].

O glaucoma primário de ângulo aberto (GPAA) representa 70% dos casos de glaucoma [8].

O tratamento do GPAA é mais eficaz na fase inicial, mas as capacidades de diagnóstico precoce são reduzidas devido ao facto de a etiologia da doença não ser totalmente compreendida e, além disso, o glaucoma durar muito tempo.

Em mais de metade dos doentes com GPAA com pressão intraocular normalizada através de medicação ou métodos cirúrgicos, há uma diminuição progressiva das funções visuais [2], o que, na nossa opinião, indica a falta de uma abordagem patogénica para o tratamento desta doença.

Um dos autores deste artigo desenvolveu o conceito de etiopatogénese do glaucoma primário de ângulo aberto, miopia e catarata [12, 14].

De acordo com este conceito, a causa da GPAA pode ser a seguinte.

Sabe-se que o diâmetro do cristalino está constantemente a aumentar (20 microns por ano) [17]. Acreditamos que num determinado período da vida (mais frequentemente após os 40 anos), em olhos anatomicamente inclinados, a distância entre o cristalino e o corpo ciliar é menor do que aquela que garante uma acomodação adequada. Os ligamentos ciliares começam a ceder ligeiramente, o que enfraquece o efeito do músculo ciliar sobre o cristalino, ficando o músculo parcialmente inativo. Para melhorar a eficácia do dispositivo de acomodação, é necessário aumentar a tensão dos ligamentos ciliares, empurrando o corpo ciliar a partir do equador do cristalino.

Para restaurar a capacidade de acomodação do olho, é incluído um mecanismo compensatório - extensão do anel ciliar através de isquemia local da câmara anterior do olho. Se a acomodação for restabelecida, o processo patológico não progride (glaucoma estabilizado), caso contrário, há um círculo vicioso (glaucoma instável, que leva à perda de visão).

O conceito por nós proposto explica a eficácia das intervenções cirúrgicas sobre a esclerótica na projeção do corpo ciliar no glaucoma progressivo [6, 13] e na presbiopia [1, 5, 17]. Anteriormente, o mecanismo de ação destas operações não era claro [15].

A pilocarpina, muito utilizada em oftalmologia, afecta o sistema de acomodação.

O nosso objetivo é avaliar, do ponto de vista teórico, a oportunidade de utilizar a pilocarpina no tratamento do glaucoma.

A pilocarpina é um alcaloide extraído da planta Pilocarpus pinnotifolus (Brasil). Na prática médica, é utilizado o cloridrato de pilocarpina (Pilocarpini hydrochloridum). Actua como um M-colinomimético de ação reabsorvente, que aumenta a secreção das glândulas salivares, lacrimais, sudoríparas, do pâncreas, das glândulas intestinais e dos brônquios. Quando o fármaco é embebido na cavidade conjuntival do olho em concentrações normais, não provoca uma ação sistémica.

Em oftalmologia, é utilizado como medicamento hipotensor contra o glaucoma aberto e fechado, para melhorar os gráficos oculares na patologia vascular aguda da retina (oclusão da artéria central da retina e da veia central da retina), para estreitar a pupila após a instilação dos midriáticos.

Normalmente, são utilizadas soluções aquosas de pilocarpina a 1% ou 2%, 2 a

4 vezes por dia (a concentração e a pureza das instilações são selecionadas individualmente). Os possíveis efeitos secundários da aplicação local prolongada do medicamento são: miosoma persistente, espasmo de acomodação, formação de sinéquias dorsais, turvação do cristalino, dor de cabeça, dor ocular, miopia, visão turva, conjuntivite ocular, queratite superficial, dermatite de contacto das pálpebras [8].

A pilocarpina está contra-indicada em condições em que a miose é altamente indesejável: uveíte; miopia com risco de descolamento da retina: após cirurgia intraocular [16]. A literatura descreve a ocorrência de broncoespasmo [19], exacerbação da doença de Alzheimer [20] com a aplicação local de pilocarpina.

Anteriormente, acreditava-se que a pilocarpina era a melhor preparação para o tratamento do GPAA porque melhora o trofismo da parte anterior do olho, que, devido à falta de hemócitos, sofre do estágio latente do glaucoma [4].

Mas a pilocarpina reduz de forma fiável a pressão intraocular nos olhos com GPAA apenas em 76% dos casos; em 24%, há uma reação paradoxal devido à deterioração do fluxo uveo-escleral [7].

Entretanto, nos olhos com pressão intraocular normalizada, há risco de progressão do glaucoma [9]. Há evidências de que a pilocarpina causa defeitos no campo de visão em pacientes com GPAA já nos estágios iniciais do processo [21].

A complicação mais grave é o efeito cataractogénico da pilocarpina [3, 21].

De acordo com o conceito que desenvolvemos [12], as cataratas, tal como o glaucoma, são uma manifestação de perturbação do sistema de posicionamento do olho. A pilocarpina, causando uma miose (isto é, reduzindo a distância entre o corpo ciliar e o equador do cristalino devido à inervação parassimpática comum do esfíncter da pupila e do músculo ciliar), enfraquece a capacidade ocupacional do olho. A miose dura 4-8 horas após a diluição da pilocarpina. Isto agrava a evolução do glaucoma e contribui para o desenvolvimento de cataratas.

Os principais países da América do Norte e da Europa há muito que recusam a utilização da pilocarpina no tratamento do glaucoma. As opções de primeira linha são as prostaglandinas (xalatan, travata e outras) que melhoram o escoamento uveoescleral do líquido intraocular. Este mecanismo aproxima-se do fisiológico, uma vez que a principal via de escoamento do fluido é a trabecular, estando o glaucoma praticamente bloqueado. Além disso, estes fármacos não afectam a largura da pupila e, consequentemente, o corpo ciliar e a capacidade ocupacional do olho [16, 21].

Por conseguinte, a utilização de prostaglandinas não resulta em complicações causadas pela pilocarpina, incluindo o desenvolvimento de cataratas.

Em suma, consideramos que a indicação da pilocarpina no GPAA é injustificada e até prejudicial, uma vez que acelera a progressão do glaucoma e provoca o desenvolvimento de cataratas.

Na nossa opinião, a pilocarpina deve ser excluída da lista de medicamentos utilizados no tratamento do glaucoma primário de ângulo aberto.

É necessário diferenciar a abordagem do tratamento das várias formas de glaucoma e limitar a utilização da pilocarpina no tratamento do glaucoma primário de ângulo aberto.

Referências

1. Геперт Н. Возможности коррекции пресбиопии при помощи склеротомии // Новое в офтальмологии.- 2007.-№2.-С.47-49.

2. Егоров В.В., Сорокин Е.Л., Смолякова Г.П. Применение эпиталамина для лечения различных типов нестабилизированного течения глауккомы после нормализациии внутриглазного давления //Вестн. офтальмол.-2003.-Т.119,№1.-С.5-7.

3. Катаракта. Под ред. З.Ф.Веселовской.- Киев, Книга плюс, 2002.-207с.

4. Кашинцева Л.Т. Новые принципы патогенетического подхода к лечению ранних стадий открытоугольной глаукомы // Тез. докл. VII съезда офтальмологов УССР.-Одесса, 1984.-С.269-271.

5. Малюгин Б.Э., Антонян С.А. Механизмы акккомодации: исторические аспекты и современные представления // Мир офтальмологии.-2007, июнь.-С.22-24.

6. Мужичук О.П. Обгрунтування та нові способи гіпотензивного лікування глаукоми з нормальним внутрішньоочним тиском: Автореф.

дис.... канд.мед.наук. 14.01.18.-Одеса,2004.-16с.

7. Нестеров А.П., Романова Т.Б., Симонова С.В., Торопыгин С.Г. Влияние пилокарпина и циклоплегических препаратов на офтальмотонус здоровых и глаукомных глаз // Вестн. офтальмол.-2002.-Т. 118,№1.-С.3-6.

8. Новицький І.Я., Рудавська Л.М. Ефективність комплексного застосування азоту і пілокарпіну у лікуванні первинної відкритокутової глаукоми //Офтальмол.ж.-2005.-№6.-С.4-6.

9. Новое в офтальмологии.- 2006.-№2.-С.60-65.

10.Пасєчнікова Н.В., Риков С.О., Степанюк Г.І., Мартопляс К.В. Офтальмологічна допомога населенню України в 2006 році //Офтальмол.ж. -2007. -№4. -С.64-69.

11.Риков С.О., Варивончик Д.В. // Тези та лекції ІІІ наук.-практ. конф. з міжнар. участю "Актуальні проблеми медико-соціальної реабілітації дітей з інвалідизуючою очною патологією".-Київ: МАКРОС,2006.-С.256-274.

12.Рудковская О.Д. Первичная открытоугольная глаукома, близорукость и возрастная катаракта. Что общего в этиопатогенезе? //Окулист.-2005.-№6.-С.19.

13.Рудковська О.Д., Тимочко Б.М., Тимочко К.Б. Вплив радіальної склеротимії на динаміку процесів обміну внутрішньочної рідини при глаукомі // Клін. та експерим. патологія.- 2005.-Т.IV,№1.-С.121-124.

14.Рудковская О.Д. К вопросу об этиопатогенезе первичной открытоугольной глаукомы и близорукости // Офтальмол.ж. -2007.-№2.-С.76-78.

15.Сергиенко Н.М. Теория аккомодации: нужно ли поправлять концепцию Гельмгольца? // Офтальмол.ж.-2000.-№2.-С.81-82.

16. Справочник Видаль. Лекарственные препараты в России.-2007.

17.Эллис В.Успешное хирургическое лечение пресбиопии: есть ли возможность его использования при катаракте и глаукоме? //

Офтальмохирургия.-1999.-№2.-С.32-35.

18. Яблонская Л.Я., Тузова В.А., Ползик Е.В., Якушева М.Ю., Шутова И.А. К проблеме оценки генетической предрасположенности к первичной открытоугольной глаукоме // Офтальмология.-2007.-Т.4,№1.-С. 38-40.

19. Prakash U.B. Complicações pulmonares de preparações oftálmicas //Mayo Clin Proc 1990; 65:521-9/

20. Reyes P.F. Alterações do estado mental induzidas por gotas oculares na demência do tipo Alzheimer //J. Neurol. Neurosurg. Psychiatry 1987;50:113-15.

21. Sweetman C. Sean de todo. Martindale: The complete drug reference.- 35 ed.- Londres: Pharmaceutical Press, 2007.-3322p.

22. Webster A.R. The effect of pilocarpine on the glaucomatous visual field //Br. J. Ophthalmol. 1993; 77:721-5.

Capítulo 3

OBSERVAÇÃO DO CASO DE NEUROPATIA ISQUÉMICA ANTERIOR TRATADA COM O NOVO MÉTODO

O.D. Rudkovska

Universidade Estatal de Medicina de Bukovynian

Resumo. O autor propôs uma nova abordagem para o tratamento da patologia vascular do nervo ótico e da retina que, para além da terapia básica, inclui uma influência sobre o aparelho acomodativo do olho através dos cicloplégicos. A criação de condições para o repouso do sistema acomodativo durante um curso de tratamento proporcionou resultados funcionais mais elevados em doentes com processos oclusivos nos vasos oculares, em comparação com a terapia tradicional.

Palavras chave: neuropatia isquémica anterior, acomodação, cicloplegia.

Introdução

A neuropatia isquémica está associada a perturbações circulatórias no nervo ótico (o sistema das artérias ciliares curtas posteriores) [1,5,10]. Existem neuropatias isquémicas anteriores e posteriores.

A neuropatia isquémica anterior (NIA) é a mais comum entre as pessoas em idade ativa (40-60 anos). Provoca uma redução significativa da visão, podendo chegar à cegueira ou a uma visão fraca. A maioria dos doentes fica incapacitada [1, 3, 5, 10, 12], o que leva ao desenvolvimento de novos métodos de tratamento e prevenção eficazes da oftalmopatologia indicada [1, 3, 10, 12].

A doença é considerada polietiológica: a sua ocorrência é promovida pela hipertensão, aterosclerose, diabetes mellitus, reumatismo, arterite temporal, estenose da artéria carótida, hipotensão sistémica [1,2,4,10,11]. A Escola Americana de

Oftalmologia considera que a etiologia da NIA é idiopática (o facto de as doenças acima mencionadas serem a causa não está confirmado) [2].

No complexo da farmacoterapia tradicional, os AIN s incluem corticosteróides, anticoagulantes, osmodiauréticos, angioprotectores, vasodilatadores, nootrópicos, medicamentos anti-esclerose e vitaminas [1, 3, 4, 5, 10, 11, 12].

No entanto, com uma redução significativa da acuidade visual devido à NIA (inferior a 0,1), a previsão é pessimista [1, 11]. Os oftalmologistas dos Estados Unidos propõem a descompressão do nervo ótico, embora a eficácia desta cirurgia não esteja comprovada [2]. Os resultados de outros métodos cirúrgicos para a correção da circulação sanguínea prejudicada no olho (revascularização do segmento posterior do globo ocular, ligadura da artéria temporal superficial, destruição de veias varicosas) são controversos, o efeito das operações é de curto prazo [1].

O problema da eficácia do tratamento da NIA continua a ser relevante, uma vez que a causa exacta desta doença é desconhecida.

O objetivo do estudo

Aumentar a eficácia do tratamento da NIA através do desenvolvimento de um novo método de farmacoterapia para a patologia vascular do nervo ótico.

A NIA é frequentemente detectada em doentes com glaucoma primário de ângulo aberto [1, 2], cujo mecanismo de desencadeamento é a fraqueza anatomicamente determinada da acomodação [6, 7].

Sabe-se que a NIA ocorre geralmente após o sono ou uma quantidade significativa de atividade emocional ou física. Nestes casos, verifica-se um estreitamento significativo e prolongado das pupilas e, consequentemente, um enfraquecimento da capacidade de acomodação do olho. A fraqueza da acomodação, na nossa opinião, pode "desencadear" não só o processo glaucomatoso, mas também o processo de oclusão vascular do olho (assumindo que existem pré-requisitos anatómicos).

Tendo em conta o que precede, sugerimos que é conveniente incluir fármacos que afectem a acomodação do olho, tornando-o calmo, no complexo básico da terapia da NIA. O tratamento do espasmo de acomodação e da miopia progressiva com cicloplégicos é semelhante.

A eficácia do nosso tratamento da NIA é ilustrada pelo caso da prática (relatório numa reunião da Sociedade Regional de Oftalmologistas de Chernivtsi, novembro de 2006).

O doente M., 57 anos, (antecedentes de doença № 15565/1870) deu entrada no departamento de oftalmologia do Hospital Regional de Chernivtsi em 2.10.06 com queixas de cegueira quase total do olho direito e diminuição acentuada da acuidade visual do olho esquerdo. De acordo com a anamnese, o paciente tinha sofrido um forte stress emocional uma semana antes, com uma queda acentuada das funções visuais do olho direito e, mais tarde, do esquerdo.

Antes do tratamento:

vis=0,01/0,05 não corrigido;

PIO=18/19 mm Hg.

As pupilas estão dilatadas até 5 mm de diâmetro, praticamente não reagem à luz, facoesclerose, no fundo - os discos dos nervos ópticos estão pálidos, inchados, com contornos difusos, artérias estreitadas, sem particularidades na mácula. A DO não está definida. O SO mostra perda do quadrante interior inferior:

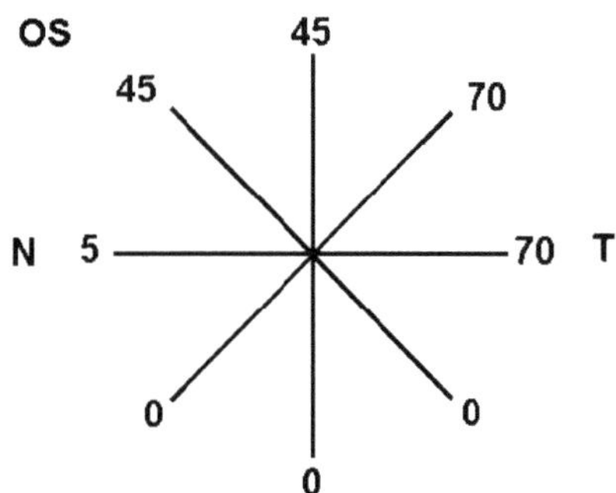

O doente foi diagnosticado com neuropatia isquémica anterior de ambos os olhos.

Para excluir a possibilidade de discos congestivos dos nervos ópticos da UO (na fase de isquemia), foi realizada uma tomografia computorizada do cérebro no mesmo dia - não foi detectada qualquer patologia.

Consulta de um neurologista 3.10.06. Diagnóstico: Encefalopatia dyscirculatória de 1 grau na bacia vertebrobasilar. Não foram detectados dados sobre lesões cerebrais orgânicas.

Consulta de cardiorreumatologista 4.10.06. Diagnóstico: cardiopatia isquémica, cardiosclerose difusa. CH0, FK0.

Os dados dos exames clínicos gerais estão dentro dos limites da normalidade.

Uma solução cicloplégica bloqueadora da M-colina tropicamida (solução a 1% - 2 gotas três vezes por dia em ambos os olhos) foi adicionada ao complexo da terapia tradicional

(fraxiparina, sulfato de atropina, dexazona, emoxipina - parabulbar em UO, eufilina a 2% com glucose a 40% - por via intravenosa, diacarb, sermion em comprimidos, papaverina, cloridrato, actovegin - por via intramuscular).

Após o tratamento, a partir de 12.10.06:

vis= 0,4/0,8 não corrigido, com diafragma;

PIO=18/20 mm Hg.

O campo de visão do sistema operativo foi praticamente recuperado:

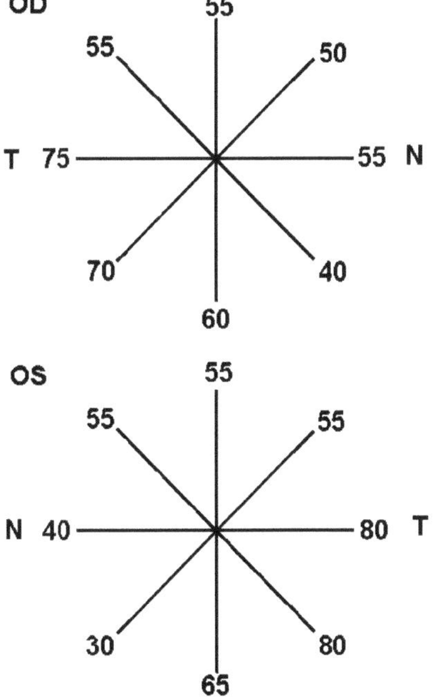

Existem pequenos escotomas paracentrais (negativos) à esquerda.

OU - calma, midríase médica até 5 mm de diâmetro, no fundo do olho: disco do nervo ótico de cor rosa pálido, os contornos são quase nítidos, praticamente não há inchaço dos discos, o calibre dos vasos sanguíneos e a mácula não apresentam peculiaridades.

O doente foi aconselhado a receber desagregantes, vasodilatadores, nootrópicos e a injetar uma solução de tropicamida a 1% 3 vezes por dia em ambos os olhos (utilização de óculos de díodos emissores de luz) durante o mês, bem como a limitar a atividade visual e física.

Após 2 semanas, o paciente foi examinado no Centro de Diagnóstico Regional de Chernivtsi.

Estudos electrofisiológicos:

- o limiar elétrico do fosfeno (o estado das camadas internas da retina) - dentro do intervalo normal (OD = 63 pA, OS = 60 pA, normal = 20-70 pA);

- Labilidade eléctrica (o estado do feixe axial do nervo ótico) - quase normal (OD - 22,3 Hz, OS = 20,9 Hz, norma = 15-21 Hz).

A dopplerografia ultra-sónica das artérias carótidas (geral e interna) não detectou sinais de estenose.

O efeito funcional alcançado com o tratamento é estável durante 2 anos de observação. O doente está apto a trabalhar e não necessita de ser transferido para um grupo de deficientes. O método proposto também foi testado com sucesso no tratamento de novos casos de neuropatia isquémica posterior, oclusão de artérias e veias da retina [8, 9].

Discussão dos resultados da investigação

De acordo com dados de investigação, o aumento da acuidade visual em caso de patologia vascular do nervo ótico e da retina como resultado do tratamento é de 0,1-0,3, desde que a acuidade visual inicial não seja inferior a 0,1 [1, 3, 5].

Os autores utilizaram todo o arsenal terapêutico moderno, incluindo a administração intra-arterial de vasodilatadores, a oxigenação hiperbárica e a coagulação tumoral a laser na retina.

O método proposto para o tratamento da patologia vascular do olho não requer intervenções cirúrgicas (que nem sempre são seguras) e equipamento dispendioso, mas proporciona um aumento significativamente maior das funções visuais (0,4 - 0,8).

Conclusão

Na farmacoterapia de base da oclusão dos vasos do nervo ótico e da retina, é conveniente incluir cicloplégicos e midiaréticos (gota a gota ou subconjuntivalmente) para assegurar um estado de acomodação calmo durante o período de tratamento.

O método proposto aumenta consideravelmente a eficácia do tratamento da patologia vascular grave do olho em comparação com a terapia tradicional.

Perspectivas de investigação futura

Está previsto estudar a duração das lesões oclusivas dos vasos dos olhos para que o método de tratamento proposto continue a ser eficaz.

Referências

1. Елисеева Т.О., Свирин А.В. Методы лечения ишемических состояний зрительного нерва и сетчатки //Copyright. Med Peterburg.ru 2005.

2. Клініка Віллса. Діагностика і лікування очних хвороб. За ред. Дугласа Кал лома та Бенджаміна Чанга.-Львів. Медицина світу,1999.-492с.

3. Коваленко А.П., Голубев С.И. Эффективность цитофлавина при сосудистых заболеваниях сетчатки и зрительного нерва // Врач.-2003.-№5.-С.40-42.

4. Морозов В.И., Яковлев А.А. Фармакотерапия глазных болезней -М.: Медицина,2004.-543с.

5. Павлюченко К.П., Ещенко Е.И. Гипербарическая оксигенация в комплексном лечении больных передней ишемической нейропатией // Офтальмол.ж.-2003.-№2.-46-49.

6. Рудковская О.Д. Первичная открытоугольная глаукома, близорукость и возрастная катаракта. Что общего в этиопатогенезе? // Окулист.-2005.-№6.-С.19.

7. Рудковская О.Д. К вопросу об этиопатогенезе первичной

открытоугольной глаукомы и близорукости // Офтальмол.ж.-2007.-№2.-С.76-78.

8. Рудковська О.Д.Ефективність циклоплегії в лікуванні оклюзій судин сітківки // Тези наук.-практ. конф. за участю міжн. спеціалістів "Новітні проблеми офтальмології". VI Українсько-польський симпозіум.-Київ, Україна, 9-11 жовтня 2008р. -С.165-166.

9. Рудковська О.Д. Новий підхід до лікування ішемічної нейрооптикопатії // Тези наук.-практ. конф. за участю міжн. спеціалістів "Новітні проблеми офтальмології". VI Українсько-польський симпозіум.-Київ, Україна, 9-11 жовтня 2008р. -С.168-169.

10. Савко В.В., Коновалова Н.В., Нарицына Н.И., Новик А.Я. Применение препарата оксибрал в лечении хронических сосудистых оптиконейропатий // Офтальмол.ж.-2005.-№6.-С.63-66.

11. Терапевтична офтальмологія. За заг. ред.чл.-кор. АМН України, д.м.н.,проф. Г.Д. Жабоєдова , д.м.н., проф. А.О.Ватченко.- Київ, Здоров'я, 2003.- 134с.

12. Шеремет Н.А., Полунин Г.С., Овчинников А.И. Экспериментальное обоснование использования нейропротектора семакса в лечении заболеваний зрительного нерва //Вестн. офтальмол.-2004.-Т.120, №6.-С.25-27.

REACÇÕES COMPENSATÓRIAS NO GLAUCOMA AGUDO (ESTUDO ANALÍTICO)

O. D.Rudkovska

Universidade Estatal de Medicina de Bukovynian

Resumo. Consequências positivas de uma exacerbação aguda do glaucoma: a pupila em forma de oval vertical é deslocada para cima, produzindo o mesmo efeito que a iridectomia; uma pupila midriática é acompanhada por uma dilatação do anel do corpo ciliar (inervação comum), aumentando a distância ciclolenticular e facilitando o funcionamento do aparelho acomodativo; o vómito na altura de um ataque de glaucoma desseca o organismo, contribuindo para uma redução mais rápida da pressão intraocular, protegendo as células da retina e do nervo ótico da morte.

Palavras chave: reação compensatória, acomodação, exacerbação aguda do glaucoma.

Qualquer processo patológico no corpo, nas suas primeiras manifestações, é originalmente uma reação compensatória.

Consideremos a questão de saber por que razão ocorre um ataque agudo no olho com glaucoma de ângulo fechado (GAG) e quais as alterações positivas que daí resultam.

Factores favoráveis à ocorrência de CAG: pequeno tamanho do eixo anterior-posterior, câmara anterior pouco profunda, ângulo da câmara anterior estreito, lente grande, hipermetropia. Mas nem toda a gente tem um CAG.

De acordo com o conceito por nós proposto, o glaucoma (de ângulo aberto e fechado) ocorre em olhos anatomicamente propensos, em que a distância entre o corpo ciliar e o equador do cristalino, num determinado período da vida (mais frequentemente do que o presbíope), se torna menor do que aquela que proporciona uma interação adequada entre o cristalino e o músculo ciliar no processo de acomodação. Os ligamentos ciliares começam a ceder ligeiramente; o músculo fica parcialmente inativo [3,4].

Para melhorar a eficiência do aparelho de acomodação, é necessário melhorar o suprimento do músculo ciliar, aumentando o fluxo de sangue para o segmento anterior do olho (oftalmo-hipertensão), ou aumentar a tensão dos ligamentos ciliares, estendendo o globo ocular por isquemia da câmara anterior do olho (glaucoma de ângulo aberto) [5].

Quando a CAG ocorre (no caso de um globo ocular pequeno e de uma esclerótica espessa), não é ergonomicamente rentável isquemizar e esticar a cápsula escleral.

Portanto, um aumento na distância "corpo ciliar - o equador da lente" e a normalização do trabalho do aparelho de acomodação são alcançados por ataques agudos de glaucoma.

Que alterações positivas ocorrem no olho durante um ataque agudo de glaucoma na fase inicial (funcional) da doença?

Sabe-se que o ataque agudo de glaucoma é observado após uma sobrecarga física ou mental, emoções negativas fortes, arrefecimento excessivo, sobreaquecimento [1, 2, 6]. Em todos estes casos, a midríase inicial transforma-se em miose, e surge um bloqueio relativo da pupila. Um ataque de glaucoma ocorre mais frequentemente à noite, quando o sistema nervoso parassimpático é dominante e a pupila está tão estreita quanto possível [6]. Desde que existam factores anatómicos favoráveis, surge um bloqueio pupilar que desencadeia de forma consistente o processo cíclico: a fase de compressão, a fase de estrangulamento e inflamação, a fase de redução da pressão intraocular [2]. Como resultado, a pupila desloca-se para cima sob a forma de uma oval vertical.

Porque é que a atrofia segmentar se desenvolve mais frequentemente na metade superior da íris? Este facto tem uma utilidade biológica.

Está provado que o astigmatismo do tipo inverso predomina nos olhos com CAG [2]. O achatamento do meridiano vertical da córnea contribui para o bloqueio do ângulo da câmara anterior no segmento superior (o ângulo é o mais pequeno). A deslocação da pupila para cima após um ataque de glaucoma tem o mesmo efeito que a iridectomia (o líquido passa entre o cristalino e a íris).

Outro momento positivo é o facto de a pupila permanecer num estado de midríase após um ataque. Dado que as inervações do esfíncter e do dilatador da íris e do corpo ciliar são fornecidas por fibras sinérgicas dos sistemas nervosos parassimpático e simpático [7], a dilatação da pupila é acompanhada por uma dilatação do anel do corpo ciliar e por um aumento da distância ciclo-lente. Isto proporciona condições confortáveis para o trabalho do sistema de acomodação e, após um certo tempo, a pressão intraocular e as funções visuais estão dentro dos limites normais.

O aumento gradual do diâmetro do cristalino (crescimento natural) piora novamente o trabalho do dispositivo de acomodação (a distância "corpo ciliar - o equador do cristalino" diminui) e provoca novos ataques de glaucoma. Estes últimos deixam atrás de si um bloqueio sinusoidal, o glaucoma passa da fase funcional para a fase orgânica com perda das funções visuais.

Assim, um ataque agudo de glaucoma no início da doença tem como objetivo enfraquecer a ação de dois músculos sinérgicos: o esfíncter da pupila e o músculo Mueller. Trata-se de uma reação compensatória, uma vez que a distância ciclo-lente aumenta e o trabalho da unidade de acomodação é facilitado.

Durante o ataque agudo de glaucoma, ocorrem vómitos (devido à irritação do sistema parassimpático). É também uma reação compensatória, pois o vómito provoca desidratação, o que promove uma redução mais rápida da pressão intraocular e mantém as funções visuais.

Conclusão

O corpo humano, de várias formas, tenta criar condições confortáveis para o trabalho do dispositivo de acomodação, uma vez que, no processo evolutivo, a capacidade do olho para se orientar rapidamente no espaço (ou seja, para ver claramente os diferentes objectos) desempenhou um papel primordial para a sobrevivência do homem como espécie [5].

Referências

1. Клініка Віллса. Діагностика і лікування очних хвороб. За ред. Дугласа Калллома та Бенджаміна Чанга. Пер. з англ. - Львів, Медицина світу, 1999.-С.209-240.

2. Нестеров А.П. Первичная глаукома. -2-е изд. -М.: Медицина, 1982.-С.126.

3. Рудковская О.Д. Первичная открытоугольная глаукома, близорукость и возрастная катаракта. Что общего в этиопатогенезе? //Окулист.-2005.-№6.-С.19.

4. Рудковская О.Д. К вопросу об этиопатогенезе первичной открытоугольной глаукомы и близорукости // Офтальмол.ж. -2007.-№2.-С.76-78.

5. Рудковская О.Д., Пишак В.П. Офтальмогипертензия и глаукома: механизмы развития (теоретико-клиническое исследование) // Бук. мед. вісник.-2010.-Т.14,№1. -С.142-146.

6. Фламер Д. Глаукома. Пер.с англ. -М.: Мед.пресс - информ, 2008.-С.56-

63.

7. Шамшинова А.М., Волков В.В. Функциональные методы исследования в офтальмологии.- М.: Медицина,1999.-C.340.

CARACTERÍSTICAS COMPARATIVAS DA CONSEQUÊNCIAS DO TRATAMENTO CIRÚRGICO DO GLAUCOMA NEOVASCULAR AFECTIVO SECUNDÁRIO

O.D. Rudkovska, O.V. Sorokhan, U.I. Hrynchuk

Universidade Estatal de Medicina de Bukovynian

Resumo. Foi efectuada uma análise comparativa dos resultados do tratamento cirúrgico do glaucoma neovascular secundário doloroso através do método de esclerectomia supraciliar e da técnica de esclerectomia profunda com alodrenagem. Foi demonstrado que o efeito hipotensor de ambas as operações é praticamente idêntico, mas a esclerectomia supraciliar é desprovida do risco de infeção e de complicações hemorrágicas.

Palavras chave: glaucoma neovascular, esclerectomia supraciliar, esclerectomia profunda com alodrenagem.

Introdução. O tratamento do glaucoma neovascular doloroso continua a ser um problema urgente em oftalmologia. O glaucoma neovascular (GN) é uma das formas mais graves de processo glaucomatoso, que leva à cegueira em 86% dos casos [3]. De acordo com o Jampel H.D., a causa mais comum de GN é a retinopatia diabética e a oclusão da veia central da retina [7].

O principal método de tratamento da NG é cirúrgico. No entanto, as operações de fistulização são muitas vezes acompanhadas de descolamento cilio-oroidal, hemoftalmia, hemorragia expulsiva, uveíte, recidivas de hipertensão ou subatrofia do olho com enucleação subsequente [1, 2, 3, 4, 5].

O método de eleição para o tratamento da SNS são as operações ciclodegradativas (ciclodiatermia, ciclocrioterapia, ciclodegradação por laser ou ultra-sons [6]), mas estas requerem um equipamento especial.

No departamento de oftalmologia do Hospital Regional de Chernivtsi são utilizadas duas operações no tratamento da GN: a esclerectomia supraciliar segundo a técnica de Rudkovska O.D. e a esclerectomia profunda com alcoolização segundo o método de Yakymchuk V.V.

O objetivo do estudo. Comparar os efeitos do tratamento cirúrgico do glaucoma neovascular secundário doloroso através da esclerectomia supraciliar e do método de esclerectomia profunda com drenagem.

Material e métodos. Foram examinados 14 doentes com GN secundária, com antecedentes de diabetes mellitus e trombose da veia central da retina.

O primeiro grupo - 7 pessoas - doentes operados com o método de esclerectomia supraciliar. O segundo grupo - 7 pessoas - doentes operados por esclerectomia profunda com alodrenagem.

A idade dos doentes variava entre os 20 e os 82 anos, sendo 8 homens e 6 mulheres. Ambos os grupos eram comparáveis em termos de idade e sexo.

A magnitude do oftalmotonus à operação variou de 38 a 62 mmHg. Todos os doentes apresentavam uma fase terminal de glaucoma com síndrome de dor grave. A acuidade visual variou desde a cegueira total até à perceção da luz com a projeção correta da luz.

Todos os doentes foram submetidos a um exame oftalmológico, incluindo visometria, tonometria, biomicroscopia, oftalmoscopia e gonioscopia antes da operação, bem como uma semana, 6, 12 e 24 meses após a operação.

Os pacientes foram tratados no consultório oftalmológico do hospital regional de 2005 a 2007 (parte dos dados foi retirada de histórias arquivadas de doenças).

Procedimento das operações. 1. Esclerectomia supraciliar. Foi efectuada uma secção da conjuntiva com 7 mm de comprimento sob anestesia local e neuroleptanalgesia em três-quatro quadrantes oblíquos a 5 mm do membro, uma válvula escleral de 5x5x5 mm cortada até 4/5 da esclerótica e cortada. Foram efectuadas duas incisões radiais nas camadas profundas da esclerótica. Foi colocada uma costura contínua na conjuntiva. O objetivo da operação era ativar o fluxo uveoescleral do fluido intraocular (Rudkovska O.D. Patent for Utility Model No. 19317 "A method of treatment of secondary uncompensated glaucoma" de 15.12.2006).

2. Esclerectomia profunda com alodrenagem. A operação foi efectuada sob anestesia local e neuroleptanalgesia. Foi feita uma secção da conjuntiva com 7 mm de comprimento a uma distância de 2 mm do membro no quadrante superior externo. Foi formada uma válvula de forma triangular a partir das camadas superficiais da esclerótica (1/3 da sua espessura), com a base virada para o membro a uma distância de 5 mm. Após a remoção da válvula formada na bolsa escleral, foi efectuada uma esclerectomia profunda, ciclodiálise, excisão parcial do corpo ciliar e vitrectomia parcial. A tira alodrinante foi inserida numa bolsa escleral na área da esclerectomia profunda. A válvula triangular da esclera foi fixada com uma costura de nó e a conjuntiva com uma costura de colchão. O objetivo da operação era criar uma saída de fluido intraocular da cavidade do corpo vítreo sob a conjuntiva.

Os resultados do estudo foram analisados estatisticamente. A verificação da normalidade da distribuição das escolhas foi efectuada utilizando o critério de Shapiro-Wilky. Para testar a hipótese de igualdade das médias, utilizámos o critério de Vilkokson.

Resultados da pesquisa e discussões. No período pós-operatório precoce, a síndrome da dor foi eliminada em todos os pacientes do primeiro grupo e em cinco pessoas do segundo grupo. Dois doentes do segundo grupo necessitaram de operações anti-glaucomatosas adicionais para aliviar a dor e reduzir a pressão intraocular. No período pós-operatório tardio, a síndrome da dor é eliminada em todos os doentes. Em ambos os grupos, não foram observadas complicações hemorrágicas e infecciosas. Os olhos são salvos em todos os casos.

A pressão intraocular pré-operatória foi ligeiramente superior no primeiro grupo de doentes operados com esclerectomia supraciliar (49,57 ± 3,45 versus 43,29 ± 2,77 mmHg, p> 0,05).

No período pós-operatório precoce e tardio (mais de seis meses), não foi detectada diferença significativa nos índices de pressão intraocular no primeiro e segundo grupos (23,57 ± 1,8 versus 27,86 ± 2,46 mm Hg, respetivamente)] 0,05 e 24,0 ± 2,52 versus 27,71 ± 1,21 mm Hg, p> 0,05).

Mas, tendo em conta que a esclerectomia supraciliar é uma operação não perfurante, não representa um risco de infeção do olho e do aparecimento de complicações hemorrágicas. Além disso, no glaucoma neovascular, a principal via de escoamento - trabecular - é bloqueada por vasos recém-formados. A principal via de escoamento do líquido passa a ser a uveoscleral. Por conseguinte, a esclerectomia supraciliar é uma operação patogeneticamente fundamentada, uma vez que ativa o fluxo de saída uveoscleral.

Conclusões

1. Ambas as operações propostas são ligeiramente traumáticas, eliminam a síndrome da dor e permitem evitar a enucleação nos olhos do glaucoma neovascular doloroso terminal.

2. O efeito hipotensor das operações propostas é praticamente o mesmo, mas a esclerectomia supraciliar, como intervenção não destrutiva, é desprovida da ameaça de infeção e de complicações hemorrágicas no olho operado.

Perspectivas de investigação futura. No futuro, planeamos investigar os parâmetros hidrodinâmicos nos olhos operados pelo método de esclerectomia supraciliar e pelo método de esclerectomia profunda com alodrenagem.

Referências

1. Бездетко П.А. Неоваскулярная глаукома: этиология, патогенез, клиника, лечение (обзор литературы) //Офтальмол.ж.-2001.-№5.-С.10-14.

2. Веселовська З.Ф., Жеребко І.Б. Порівняльний аналіз застосування нового підходу в лікуванні некомпенсованої неоваскулярної глаукоми у хворих на цукровий діабет (віддалені результати) //Зб. наукових праць співробітників КМАПО ім.П.Л.Шупика: вип.13, книга 4.-К.: Київська медична академія післядипломної освіти ім. П.Л.Шупика, 2004.-С.193-199.

3. Новак Л.П., Новак Н.В. Усовершенствованная техника хирургического лечения вторичной неоваскулярной глаукомы //Одес. мед.ж.- 2007. -№2.-С.34-36.

4. Соболева И.А. Способ хирургического лечения некомпенсированной неоваскулярной глаукомы // Офтальмол.ж.-2005.-№1.-С.23-26.

5. Торчинская Н.В. Современное состояние проблемы лечения больных с неоваскулярной глаукомой // Офтальмол.ж.-2000.-№1.-С.10-12.

6. Явтушенко В.Г., Степаненко Г.В., Коротнева Е.Н. Хирургическое лечение вторичной болевой неоваскулярной глаукомы как метод выбора //Укр.ж. клін. та лаб. мед.- 2007.-Т.2,№1.-С.56-58.

7. Jampel H.D., Jabs D.A., Quigley H.A. Trabeculectomia com 5-ftoruracilo para glaucoma inflamatório do adulto //Am. J. Ophthalmol.-1995.-V.109,32.-P.168-173.

PROGNÓSTICO DA LESÃO BILATERAL DOS NERVOS VISUAIS POR PROCESSOS INFLAMATÓRIOS

O.D. Rudkovska

Universidade Estatal de Medicina de Bukovynian

Resumo. Foram examinados 2 grupos de doentes com neurite idiopática unilateral e bilateral do nervo visual. O período de observação é de 8 anos. Verificou-se que a neurite unilateral estava associada a anisotropia hipermetrópica nos olhos emparelhados e a neurite bilateral a isometropia hipermetrópica. Sugere-se que a presença de refração idêntica nos olhos emparelhados em caso de neurite unilateral do nervo visual seja considerada como um marcador de possível neurite ótica bilateral.

Palavras chave: neurite idiopática do nervo visual, hipermetropia, fraqueza de acomodação.

Introdução

A neurite ótica é uma patologia grave, que conduz frequentemente a uma visão deficiente e à incapacidade dos doentes [3, 10].

Na maioria dos casos, a etiologia da doença não está estabelecida e o processo é considerado idiopático [2, 4]. Os sintomas de neurite ótica podem sugerir um processo autoimune. Doenças auto-imunes com neurite ótica: esclerose múltipla, neuromielite ótica, sarcoidose, lúpus eritematoso sistémico, entre outras.

Em doentes com neurite ótica, é comum que a pupila se estreite muito menos do que em pessoas saudáveis sob a influência de luz brilhante (defeito pupilar aferente) [4]. A causa deste sintoma não está estabelecida.

Propomos um conceito segundo o qual o fator desencadeante da neurite ótica pode ser a fraqueza da acomodação devido a um estreitamento acentuado e prolongado da pupila por causa da angústia [5]. Desenvolvemos o seguinte esquema de tratamento para a neurite ótica: terapia padrão com cicloplegia bilateral. A desconexão da acomodação através da atropina bloqueia o desencadeamento da doença, o que permite aumentar a eficácia do tratamento de doentes com neurite ótica (restauração mais rápida e completa das funções visuais) [5]. Um esquema de tratamento semelhante foi bem sucedido no tratamento da isquémia do nervo ótico [6, 7, 8, 9].

A neurite ótica pode ser unilateral e bilateral.

Objetivo do estudo

Desenvolver um método para prever a possível evolução bilateral da neurite ótica.

Material e métodos

Estudámos a refração de dois grupos de pacientes: grupo 1 (15 pessoas) com neurite unilateral do nervo ótico; grupo 2 (10 pessoas) com neurite ótica bilateral. Os grupos eram comparáveis em termos de idade, sexo, gravidade da patologia local e geral.

Os doentes de ambos os grupos, no âmbito do exame oftalmológico tradicional, foram submetidos a uma autorefractometria de olhos emparelhados, num contexto de cicloplegia.

Discussão dos resultados da investigação

Verificou-se que todos os doentes apresentavam hipermetropia ligeira a moderada. Os doentes não usavam óculos (embora muitos tivessem queixas de astenopia).

Nos doentes com neurite unilateral do nervo ótico, o processo patológico desenvolveu-se no olho com maior anomalia de refração.

Nos doentes com neurite ótica bilateral, os dados da autorefractometria eram idênticos nos dois olhos.

Exemplos: 1. Paciente K-k, 24 anos de idade. Diagnóstico: Neurite ótica do olho esquerdo. Autorefractometria: OD - Hm 1,25 D; OS - Hm 2,5 D. Ao observar o doente durante 8 anos, a neurite ótica no olho par não se desenvolveu.

2. O paciente G-ka, 21 anos de idade. Diagnóstico: Neurite ótica do olho direito (na anamnese há 1 ano - neurite do nervo ótico do olho esquerdo). Autorefractometria: OD - Hm 1,5 D; OS - Hm 1,5 D.

Na presença de uma anisometropia hipermetrópica não corrigida e de uma fraqueza de acomodação, a anizoacomodação existente sobrecarrega o trabalho do analisador visual. Na infância, esta situação conduz à ambliopia do olho com maior anomalia de refração. Durante a idade adulta, no olho com um maior grau de hipermetropia (na presença de uma fraqueza de acomodação que excede as normas relacionadas com a idade), pode ser desencadeado um processo patológico no nervo ótico (neurite ótica). Trata-se de uma reação compensatória que visa reduzir a acuidade visual no pior da relação refractiva com o olho e reduzir a tensão de acomodação no mesmo. Como resultado, o estímulo acomodativo é igualado em ambos os olhos, o que facilita muito o trabalho do analisador visual.

Com a mesma estrutura do aparelho ótico dos olhos e com a fraqueza da acomodação em caso de hipermetropia não corrigida, o processo patológico (neurite ótica) desenvolve-se normalmente em ambos os olhos (os pré-requisitos anatómicos são os mesmos).

Conclusões

1. É necessário incluir a autorefractometria de olhos emparelhados no contexto da cicloplegia no complexo de exames de doentes com neurite ótica.

2. No caso de neurite ótica de um olho, a mesma refração de ambos os olhos é um marcador da possível lesão bilateral do processo inflamatório dos nervos ópticos deste doente.

3. Estes doentes devem ser alertados para a possibilidade de neurite ótica em ambos os olhos. É aconselhável que os doentes estejam sob a supervisão de um

oculista, de um terapeuta e de um neurologista; que realizem um auto-teste das funções visuais de ambos os olhos; que corrijam cuidadosamente a anomalia de refração; que levem um estilo de vida saudável (fortalecendo o corpo e, consequentemente, o músculo ciliar - para corrigir a fraqueza da acomodação, prevenir a recorrência da doença).

Referências

1. Малов В.М., Малов И.В., Синеок Е.В. Новые перспективы ранней диагностики оптического неврита и рассеянного склероза //Неврол. вестн.-2010.- TXLII, вып.1.-С.71-74.

2. Нервові хвороби. За ред. С.М.Вінничука, Є.Г.Дубенка.-К.: Здоров'я, 2001.

3. Нероев В.В., Карлова И.З., Гусева М.Р. Пульс - терапия - в лечении оптического неврита при рассеянном склерозе // Вестн. офтальмол.-2003.-Т.119,№5.-С.28-31.

4. Нероев В.В., Карлова И.З., Бойко А.Н. Клинические особенности течения оптического неврита и изменения локального имммунного статуса у больных рассеянным склерозом // Ж. неврол. и психиатрии им. С.С.Корсакова.-2004.-Т.104,№9.-С.4-9.

5. Рудковська О.Д. Випадки успішного лікування невриту зорового нерва із застосуванням циклоплегіків // Клін. та експерим. патологія.-2013.-TXTI^-C^Bm

6. Рудковская О.Д. Использование циклоплегиков - новый подход к лечению ишемии зрительного нерва // Материалы Междунар. научно-практ. конф. "Актуальные вопросы современной медицины".-Новосибирск, 14 января 2013.-С.56-58.

7. Рудковская О.Д. Прогнозирование двустороннего поражения зрительных нервов ищемическим процессом // Бук. мед. вісн.-2013.-Т.17,№2.-С.209-2011.

8. Рудковська О.Д. Спосіб лікування ішемічної нейропатії зорового нерва. Патент на корисну модель №39589. Україна. МПК (2009) A 61 F 9/00.

Заявл. 11.09.2007.Опубл. 10.03.2009, Бюл.№5.

9. Рудковська О.Д. Спосіб прогнозування виникнення ішемічної нейрооптикопатії на парному оці. Патент на корисну модель №82247. Україна. МПК (2013/01) А 61 F 9/00. Заявл. 15.02.2013.Опубл. 25.07. 2013, Бюл.№14.

10. Туохи Д. Комбинированная генетическая терапия в лечении неврита зрительного нерва // Новое в офтальмологии.-2009.-№2.-С.50-51.

FUNDAMENTOS GENÉTICOS DA ETIOPATOGÉNESE DA DOENÇAS DOS OLHOS

O.D. Rudkovska

Universidade Estatal de Medicina de Bukovynian

Resumo. Com base em estudos analíticos, sugeriu-se que a maioria das nosologias oculares procede da mesma forma e que o mecanismo de desencadeamento da doença no olho pode ser o mesmo. Talvez se trate de uma estrutura dos olhos geneticamente determinada que causa a fraqueza da acomodação. São necessários ensaios aleatórios multicêntricos no domínio da genética, anatomia, fisiopatologia e estatística médica da patologia oftálmica para desenvolver este conceito.

Palavras chave: fraqueza de acomodação, reacções compensatórias, genética do olho.

A incapacidade visual devida à maioria das doenças oculares não diminuiu nas últimas décadas, apesar da tecnologia progressiva no diagnóstico e tratamento. Isto é prova do conhecimento incompleto dos oftalmologistas sobre os factores genéticos na etiopatogénese das doenças oculares.

O grande cientista russo M.V. Lomonosov disse: "A natureza é simples e não se encanta com as causas". Na nossa opinião, a principal razão para o desenvolvimento do glaucoma primário, da miopia, das cataratas, da degenerescência macular relacionada com a idade (DMRI), da uveíte não infecciosa e da retinopatia é uma fraqueza de acomodação geneticamente condicionada. Estas doenças desenvolvem-se em olhos com problemas anatómicos e com um segmento anterior "apertado".

Nestes olhos, num determinado período da vida, a distância entre o corpo ciliar e o equador do cristalino torna-se menor do que aquela que proporciona uma interação adequada entre o cristalino e o músculo ciliar no processo de acomodação. Os ligamentos ciliares começam a ceder, o músculo ciliar fica parcialmente inativo [12,13,14,15,16]. Para aumentar a eficiência do aparelho de acomodação, o corpo pode tirar partido de várias formas.

Estes são:

1. aumento da irrigação sanguínea do corpo ciliar (hipertensão oftálmica);

2. isquémia do segmento anterior do olho e dilatação da maçã ocular (glaucoma, miopia);

3. turvação do ambiente ótico do olho e aparecimento de patologias da retina (catarata, uveíte, DMLA, retinopatia).

Estas reacções compensatórias conduzem a:

1. aumento da produtividade do músculo ciliar;

2. aumentando a distância entre o corpo ciliar e o cristalino;

3. redução gradual da acuidade visual.

Todas estas são formas de criar condições de conforto para o aparelho de alojamento.

A natureza forneceu várias opções para "ajudar" o aparelho acomodativo, porque, no processo de evolução, a capacidade dos olhos para navegar rapidamente no espaço (ou seja, analisar o perigo em diferentes distâncias) desempenhou um papel decisivo na sobrevivência do homem como espécie [10].

Os mecanismos fisiopatológicos de todas estas doenças funcionam da mesma forma - violação da peroxidação lipídica e do sistema de proteção antioxidante. Os radicais livres induzem efeitos citotóxicos que levam ao desenvolvimento da patologia ocular. Glaucoma, miopia, catarata, uveíte, DMRI, retinopatia - todas estas doenças, na fase inicial, são reacções compensatórias à fraqueza de acomodação geneticamente determinada, uma vez que contribuem de diferentes formas para a restauração do volume de acomodação. Se o doente estiver somaticamente doente e as reservas de proteção do organismo diminuírem, a oftalmopatologia progride, os olhos entram num círculo vicioso e desenvolve-se a cegueira.

É o que dizem as estatísticas. De acordo com as leis biológicas gerais, cerca de 2/3 das pessoas que adoeceram com algum tipo de nosologia recuperam ou o processo estabiliza-se ("fluxo suave"), em 1/3 o processo passa a uma fase crónica e recorrente ("curso maligno") [15].

Por exemplo, os oftalmologistas americanos descobriram que, entre os doentes com glaucoma normotenso não tratado, a progressão da doença é observada em apenas 1/3 dos doentes [4]. Com uma monitorização prolongada da evolução da hipertensão oftálmica, apenas 1/3 dos doentes apresentavam manifestações clínicas de glaucoma [4]. Entre os doentes com glaucoma, apenas 1/3 entra num círculo vicioso e fica cego. As mesmas tendências são observadas em pessoas com outras doenças oculares. Assim, a recuperação completa é registada em 2/3 dos doentes com uveíte, e em 1/3 dos doentes forma-se um círculo vicioso e a doença recidiva com complicações graves, levando à cegueira e à incapacidade [5,6,13].

De acordo com N. A. Puchkovskaya [11], durante o acompanhamento de doentes com cataratas relacionadas com a idade, 1/3 tem indicações para tratamento cirúrgico e em 2/3 a catarata não progride.

Em 70% dos pacientes com miopia (aproximadamente 2/3), o processo estabilizou dentro de 3,0 D. Esta refração é óptima para o trabalho a curta distância ("pagamento para a civilização"). O resto dos pacientes tem um grau moderado a elevado de miopia, o que requer uma correção e tratamento especiais.

Tomamos a liberdade de expressar a opinião de que os processos oclusivos na retina e no nervo ótico são doenças geneticamente condicionadas que obedecem às mesmas leis biológicas. Pode prever-se que a base para a sua ocorrência é também a fraqueza do alojamento.

Exemplo: trombose da veia central da retina (VCR). A sua patogénese permanece pouco clara [3]. Apenas 2-3% dos doentes com alterações do fundo de olho, hipertensão e aterosclerose são diagnosticados com trombose venosa. Consequentemente, a hipertensão e a aterosclerose não provocam o desenvolvimento de catástrofes vasculares do órgão da visão [17].

Vejamos as estatísticas. A trombose do ramo CRV ocorre em 2/3 dos casos, a trombose do CRV - em 1/3 dos casos [7]; 2/3 dos casos de oclusão do CRV são não isquémicos, 1/3 - isquémicos [8].

Quanto à neuroopticopatia isquémica anterior, observa-se uma lesão unilateral do disco do nervo ótico em 2/3 dos doentes e uma lesão bilateral do disco do nervo ótico em 1/3 dos doentes [7]. A neurite do nervo ótico com esclerose múltipla constitui um terço dos casos [2]. Oftalmopatologia no hipertiroidismo e na diabetes - em 1/3 dos doentes estas nosologias [9].

Conclusões. Assim, a uniformidade do curso da maioria das doenças oculares leva a pensar que o mecanismo de desencadeamento de todos estes processos pode ser o mesmo, ou seja, uma fraqueza de acomodação geneticamente determinada.

Para confirmar ou refutar este conceito, são necessários estudos aleatórios multicêntricos no domínio da genética, da anatomia, da fisiopatologia e da estatística médica da patologia ocular.

Referências

1. Акберова С.И. Влияние парааминобензойной кислоты на продукцию интерлейкина-6 у больных герпетическими кератитами /С.И.Акберова, Э.Б. Тазулахова, И.И.Мусаев Галбинур // Вестн. офтальмол.-2006.-Т.122, №5.-С.23-26.

2. Бабій Я.С. Адекватний вибір діагностичних зображень при захворюваннях ока і орбіти /Я.С.Бабій, І.М.Болгова, В.В.Удовиченко //Променева діагностика, променева терапія.-2004.-№1.- С.36-45.

3. Белый Ю.А. Интравитреальное декомпрессионное вмешательство в хирургическом лечении тромбоза центральной вены сетчатки / Ю.А.Белый, А.В.Терещенко, П.Л.Володин //Офтальмология.-2006.-Т.3,№4.-С.41-45.

4. Волков В.В. Глаукома при псевдонормальном давлении. Руководство для врачей. /В.В.Волков. -М.: Медицина, 2001. -С.162, 173.

5. Дудник Н.С. Посттравматический увеит при проникающем повреждении

склеры и цилиарного тела (клиника, диагностика, прогноз течения). Автореф. дис....канд.мед.наук:спе ц.14.01.18. "Офтальмология". /Н.С.Дудник.-Челябинск, Урал. гос. мед. акад. дополн.образов., 2004.-24с.

6. Катаргина Л.А. Циклоспорин А в лечении эндогенных увеитов у детей и подростков / Л.А.Катаргина, О.С.Слепова, А.В.Старикова // Офтальмология. -2006.-Т.3 ,№4. -С.66-71.

7. Кацнельсон Л.А. Сосудистые заболевания глаз / Л.А.Кацнельсон, Т.И.Форофонова, А.Я.Бунин.-М.: Медицина, 1990. -С.130,218.

8. Киселева Т.Н. Значение цветового допплеровского картирования в диагностике окклюзионных поражений сетчатки /Т.Н.Киселева, О.П.Кошевая, М.В.Будзинская // Вестн.офтальмол. - 2006.-Т.122,№5.-С.4-7.

9. Комаровская И.В. Состояние углеводного обмена у больных с диабетической ретинопатией, сахарным диабетом 2 типа и ожирением //Актуальні питання офтальмології. Матер. наук.-практ. конф. офтальмологів Чернівецької, Ів.-Франківської, Тернопільської, Хмельницької областей України. -20-21 вересня 2017.- Чернівці.-С.109-111.

10. Кошиц И.Н. Развитие теории Гельмгольца по результатам исследований исполнительных механизмов аккомодации / И.Н.Кошиц, О.В.Светлова //Вестн. Рос. акад. мед. наук. -2003.-№5.-С.3-9.

11. Пучківська Н.О. Актуальні питання патогенезу,діагностики та лікування сенільної катаракти / Н.О.Пучківська.- Журнал акад. мед.наук України. - 1995.-Т.1, №2.-С.245-254.

12. Рудковская О.Д. Первичная открытоугольная глаукома, близорукость и возрастная катаракта. Что общего в этиопатогенезе? /О.Д. Рудковская //Окулист.-2005. -№6. С.19.

13. Рудковська О.Д. Роль акомодації в етіопатогенезі увеїтів /О.Д. Рудковська //Клін. та експерим. патологія. - 2005. -Т.4,№3. - С.107-109.

14. РудковскаяО .Д. К вопросу об этиопатогенезе первичной

открытоугольной глаукомы и близорукости /О.Д. Рудковская // Офтальмол. журн. -2007.-№2. - С.76-78.

15. Рудковская О.Д. Офтальмогипертензия и глаукома: механизмы развития (теоретико-клиническое исследование) /О.Д.Рудковская, В.П.Пишак // Буков. мед. вісник. - 2010.-Т.14,№1. -С.142-146.

16. Rudkovskaya O. Refração e acomodação na etiopatogenia das doenças oculares. Coleção de artigos científicos. -LAP LAMBERT Academic Publishing.-Saarbrucken,Alemanha,2013. -75p.

17. Соболева И.А. Роль реологических нарушений и перфузионного давления в развитии тромбозов центральной вены сетчатой оболочки / И.А.Соболева,М.М. Исам Аль Набрауи //Междунар. мед. журн. - 2005.-Т.11, №1.-С.60-62.

O PAPEL DA ACOMODAÇÃO NA ETIOPATOGÉNESE DA UVEÍTE

O.D. Rudkovska

Universidade Estatal de Medicina de Bukovynian

Resumo. Com base na análise da literatura e de experiências clínicas, o autor parte do pressuposto de que uma acomodação fraca geneticamente determinada pode levar ao desenvolvimento de uveíte de etiologia inexplicada. Quando as capacidades de acomodação são restauradas em resultado da inflamação da membrana vascular, o processo estabiliza. Caso contrário, a uveíte recidiva, causando complicações (catarata, glaucoma secundário, patologia da retina e do nervo ótico, subatrofia ocular), o que leva à perda de visão.

Palavras chave: uveíte, fraqueza de acomodação

A natureza toma sempre os caminhos mais curtos.

Pierre Ferma

Na oftalmologia moderna, o problema da uveíte permanece complicado e não resolvido, uma vez que aproximadamente um terço dos doentes sofre de cegueira e incapacidade visual causadas por esta doença [1, 5]. Em cerca de 70% dos casos, as causas da uveíte não podem ser explicadas [1].

A doença é considerada multifatorial com um efeito de limiar. É desencadeada por um mecanismo desconhecido.

Os factores que causam a inflamação da membrana vascular são:

1. Predisposição genética;

2. Ausência de mecanismos de defesa e mau funcionamento da barreira hemato-oftalmológica causados por factores endogénicos ou exogénicos;

3. Presença de doenças sistémicas e sindrómicas gerais ou de fontes de infeção.

A divisão da uveíte em endógena e exógena é pouco aconselhável, uma vez que o simples facto de surgir uma uveíte está relacionado com causas endógenas.

A uveíte é uma manifestação clínica das reacções antigénio-anticorpo no tecido ocular. Estas são realizadas pelo sistema imunitário através dos gânglios linfáticos, do baço, da medula óssea, bem como das células imunitárias do olho, e podem ser imediatas ou retardadas [1, 5].

Ainda não se sabe ao certo o que desencadeia as disfunções sistémicas e locais do sistema imunitário que conduzem à uveíte.

Assumimos que a inflamação da membrana vascular pode ser causada por uma acomodação ocular geneticamente fraca.

Sabe-se que a uveíte pode ser desencadeada pelo parto, menstruação, arrefecimento excessivo, sobreaquecimento, insolação, stress crónico, abuso de álcool e nicotina e riscos profissionais [1, 3].

Todos estes factores levam a um estreitamento prolongado da pupila [8] e, ao mesmo tempo, a uma diminuição da distância entre o corpo ciliar e o equador do cristalino, uma vez que o esfíncter da pupila e o músculo circular de Mueller têm uma inervação parassimpática comum. Nesta situação, nos olhos anatomicamente propensos, a distância entre o cristalino e o corpo ciliar torna-se menor do que aquela que proporciona um trabalho adequado do aparelho de acomodação (os ligamentos ciliares cedem, o efeito do músculo ciliar sobre o cristalino é enfraquecido).

Uma vez que a acomodação permite uma orientação espacial rápida, garantindo assim a sobrevivência dos seres humanos enquanto espécie ao longo da sua evolução [4, 6], o seu enfraquecimento desencadeia uma reação compensatória levada a cabo por todo o organismo.

O desenvolvimento da uveíte é precedido pela diminuição da irrigação sanguínea do corpo ciliar [1]. Esta é uma reação universal que precede o desenvolvimento de miopia, glaucoma de ângulo aberto e catarata que, na nossa opinião, são também causados por uma acomodação fraca [7].

A causa da uveíte é o aumento da permeabilidade da barreira hemato-oftalmológica, que resulta da isquémia do corpo ciliar no contexto de um mau funcionamento da homeostase imunológica.

Acreditamos que as alterações morfológicas causadas pela inflamação da membrana vascular têm como objetivo principal restaurar as capacidades de acomodação do olho. Após uma iridociclite, observa-se frequentemente uma atrofia local do esfíncter da pupila, que se torna mais larga do que na pálpebra sã. A midríase é acompanhada por um aumento da distância entre o corpo ciliar e o cristalino (os músculos sinergistas actuam). Se a tensão dos ligamentos ciliares aumentar o suficiente e as capacidades de acomodação recuperarem, o processo estabiliza-se. Cerca de 2/3 dos doentes que sofrem de uveíte apresentam uma recuperação completa [1]. Caso contrário, a uveíte recidiva, causando complicações (catarata, glaucoma secundário, patologia da retina e do nervo ótico, subatrofia ocular), o que leva à perda de visão.

Vamos dar um exemplo.

O doente K., de 24 anos, deu entrada no hospital regional de Chernivtsi em 2001, quando uma iridociclite fibrino-plástica do olho esquerdo se desenvolveu na sequência de um grande stress. A visão era de 1,0 para o olho direito e de 0,3 (sem ajustamento) para o olho esquerdo. O doente era saudável do ponto de vista somático (não foram detectados sinais de infeção grave ou crónica). Após um curso de terapia anti-inflamatória, reabsorvente e imunocorrectiva, a visão do olho esquerdo foi restaurada para 1,0. Efeitos residuais: midríase moderada até 3,5 mm. As reservas de acomodação não foram verificadas.

Uma outra consulta teve lugar em 2004 devido a uma iridociclite recidivante do olho esquerdo após o parto. A visão do olho esquerdo era de 0,1 (sem ajustamento). Antes do tratamento, as reservas de acomodação eram de 8,0 dioptrias para o olho direito e 4,5 para o olho esquerdo. Após a terapia correspondente, a visão do olho esquerdo era de 1,0. Pupila esquerda: 4 mm de diâmetro, deformação na metade inferior (atrofia do esfíncter e estroma da íris). Reservas de acomodação após o tratamento: olho direito - 8,0 dioptrias, olho esquerdo - 6,0 dioptrias.

Resultados de um reexame após 3 meses: olhos calmos, acuidade visual de ambos os olhos de 1,0, reservas de acomodação sem alterações. O doente notou que, durante leituras longas, o olho esquerdo começava a doer e a corar, e o olho saudável por vezes ficava ligeiramente avermelhado. As recomendações foram no sentido de evitar situações de stress e de levar um estilo de vida saudável, uma vez que a capacidade de acomodação do olho esquerdo não recuperou totalmente e é possível a recorrência da uveíte.

Existem também poucos estudos sobre o problema da bilateralização e da simpatização da uveíte. O que desencadeia o processo autoimune num olho saudável é desconhecido. Uma vez que a oftalmia simpática resulta numa fraqueza da acomodação [2], pode ser um fator desencadeante desta doença.

De acordo com as regras de Goering, impulsos igualmente fortes são direcionados para os músculos de trabalho sábios de ambos os olhos [10]. Se a distância entre o corpo ciliar e o cristalino diminuir em resultado de uma lesão ou contusão do olho ou se os ligamentos ciliares se romperem, isso conduz a uma acomodação enfraquecida. O cérebro reage aumentando a força dos impulsos neurais dirigidos aos músculos ciliares, tanto no olho saudável como no doente. Se as caraterísticas anatómicas da estrutura do olho intacto contribuírem para que este também desenvolva uma fraqueza de acomodação em caso de constrição longa do anel ciliar (devido à pequena distância entre o equador do cristalino e o músculo ciliar), então é incluída uma reação compensatória sob a forma de uveíte - inflamação simpática.

Parece estranho que a mesma causa possa levar a uma variedade de patologias como a uveíte, as cataratas, o glaucoma e a miopia.

Mas o corpo humano funciona "de tal forma que muitas vezes a execução de funções importantes é duplicada por vários órgãos e até sistemas. Em cada caso, o cérebro "calcula" qual o caminho que será mais vantajoso do ponto de vista ergonómico" [9].

Conclusão

A uveíte endogénica de etiologia inexplicada pode ser causada por uma acomodação fraca resultante de factores genéticos, ou seja, uma pequena distância entre o equador do cristalino e o corpo ciliar.

Perspectivas de investigação futura

Estudo mais aprofundado da relação entre o estado do sistema de acomodação (reservas, volume de acomodação) e a evolução da uveíte (estabilização, recidiva).

Referências

1. Зайцева Н.С., Кацнельсон Л.А. Увеиты. -М.: Медицина, 1984.-319с.

2. Иммуносупрессивная химиотерапия. Под. ред. Д.Нелиуса.-М.: медицина, 1984.-288с.

3. Клініка Віллса. Діагностика і лікування очних хвороб. За ред. Дугласа Каллома та Бенджаміна Чанга. -Львів, Медицина світу, 1999.-504с.

4. Кошиц И.Н., Светлова О.В. Развитие теории Гельмгольца по результатам исследований исполнительных механизмов аккомодации // Вестн. Российской Академии мед.наук.-2003.-№5.-С.3-9.

5. Панченко Н.В. Состояние клеточного иммунитета при эндогенных увеитах, осложненных увеальной катарактой // Офтальмол.ж.-2000.-№2.-С.54-57.

6. Розенблюм Ю.З., Кошиц И.Н., Светлова О.В., Фейгин А.А., Лазук А.В., Шелудченко В.М. Аккомодация в молодом воздасте. Норма и патология // Вестн. Российской Академии мед.наук.-2003.-№5.-С.10-15.

7. Рудковская О.Д. Концепция этиопатогенеза первичной открытоугольной глаукомы и близорукости // Тези наук.-практ. конф. з міжнар. участю " Нове в офтальмології", присвяченої 130-річчю з дня народження акад. В.П.Філатова.- Одеса, 13 травня 2005.-С.136-

137.

8. Смирнов В. А. Зрачки в норме и при патологии.-М.: Медицина, 1953.232с.

9. Структурне основы адаптации и компенсации нарушенных функций. Под ред. акад. Д.С.Саркисова. - М.: Медицина,1987.- 448с.

10.Шамшинова А.М., Волков В.В. Функциональные методы исследования в офтальмологии.- М.: Медицина,1999.-415с.

CERATOCONE: MECANISMOS DE DESENVOLVIMENTO

O.D. Rudkovska

Universidade Estatal de Medicina de Bukovynian

Resumo. O ceratocone pode ser causado por uma fraqueza de acomodação geneticamente determinada. A realização de midríase laser e/ou desbaste da esclerótica na projeção do corpo ciliar é aconselhada para restaurar o volume de acomodação e estabilizar o ceratocone progressivo.

Palavras chave: ceratocone, fraqueza de acomodação.

Atualmente, o problema do tratamento cirúrgico do ceratocone não está completamente resolvido.

Ao transplantar a córnea no transplante, forma-se uma anomalia de refração de alto grau (geralmente astigmatismo miópico). Este facto reduz os resultados visuais da queratoplastia.

Porque é que a refração miópica se forma tão obstinadamente na córnea transplantada? Vamos apresentar a nossa visão do problema.

Acredita-se que o ceratocone é uma doença polietiológica (ou seja, a causa não é clara). Criámos o conceito de etiopatogénese das doenças oculares, no qual se justifica que a causa das patologias oftálmicas na maioria dos casos é a fraqueza da acomodação [1, 2,3]. A fraqueza da acomodação é geneticamente condicionada e causada pelo facto de, em determinados períodos da vida, a distância entre o equador do cristalino e os ligamentos do corpo ciliar se tornar menor do que a norma da idade. Os ligamentos ciliares tornam-se flácidos e o volume de acomodação diminui.

Como a acomodação ("afiação") desempenhou um papel extremamente importante no processo evolutivo para a sobrevivência do homem como espécie, o organismo previu uma série de reacções para a sua recuperação.

1. dilatação moderada da pupila (o anel do corpo ciliar alarga-se e a distância "lente-ligamentos" aumenta de forma sinérgica);

2. um aumento da PIO (para esticar ligeiramente a cápsula do olho e aumentar também a distância "lente - ligamentos").

Estas reacções são universais. Com base no que precede, no caso de um ceratocone inicial, seria aconselhável efetuar uma midríase a laser (moderada). Se a acomodação não recuperar totalmente, deve ser realizado um desbaste cirúrgico ou a laser da esclerótica na projeção do corpo ciliar.

As gradações da midríase artificial e a área de afinamento da esclerótica devem ser estabelecidas experimentalmente.

Se ainda houver necessidade de queratoplastia após os 2 passos, então, na nossa opinião, a curvatura do enxerto (astigmatismo míope) no pós-operatório será muito menor e a acuidade visual muito maior.

Em princípio, o astigmatismo míope destina-se a aliviar a carga do aparelho acomodatício, aprofundando a área de focagem do olho. Se as condições de acomodação após a queratoplastia se tornarem "intoleráveis", o corpo simplesmente desliga a acomodação, ocorre uma midríase paralítica (paralisia dos esfíncteres da íris e do corpo ciliar).

Assim, o tratamento do ceratocone requer novas abordagens relacionadas com a restauração da acomodação no olho afetado.

Talvez os parâmetros descobertos durante a investigação sobre o ceratocone permitam não só reconhecer outras doenças oculares, mas também preveni-las.

Referências

1. I.Рудковская О.Д. Глаукома, катаракта, миопия. Что общего в этиопатогенезе? // Окулист, 2005. -№6. - С.19.

2. Рудковская О.Д., Пишак В.П. Офтальмогипертензия и глаукома: механизмы развития //Вестник офтальмологии, 2010. - Т.126, №3. -

C.40-43.

3. Rudkovskaya O. Refração e acomodação na etiopatogénese das doenças oculares. Coleção de artigos científicos.-Saarbrucken,Alemanha :LAP LAMBERT Academic Publishing;2013.-75p.

PTERÍGIO: UMA VISÃO MODERNA DO PROBLEMA

O.D. Rudkovska

Universidade Estatal de Medicina de Bukovynian

Resumo. A razão para o pterígio pode ser a fraqueza da acomodação, excedendo as normas da idade. Propõe-se em pacientes com pterígio progressivo ou recorrente a formação de um Astigmatismo miópico simples de tipo direto até 1,5 dptr para aprofundar a região focal dos olhos e restaurar o volume de acomodação.

Palavras-chave: pterígio, fraqueza de acomodação, astigmatismo miópico simples direto até 1,5 dptr.

Embora as primeiras descrições do pterígio remontem ao tempo de Hipócrates, a etiopatogénese desta doença permanece pouco clara.

Pensa-se que o pterígio é uma doença multifatorial e polietiológica da conjuntiva do olho. Uma vez que, entre todos os factores, o papel principal é desempenhado pela radiação ultravioleta excessiva e pela idade avançada - as condições em que a pupila é estreita - oferecemos a nossa visão da etiopatogénese do pterígio.

Quando a pupila é demasiado estreita, o anel do corpo ciliar (inervação sinérgica) também se estreita, os ligamentos ciliares cedem ligeiramente, o efeito sobre o cristalino diminui e desenvolve-se uma fraqueza de acomodação (excedendo as normas etárias).

A acomodação (análise do perigo a diferentes distâncias) desempenhou um papel importante na sobrevivência do homem como espécie no processo de evolução. Por conseguinte, o corpo humano desenvolveu reacções adaptativas para a restauração da acomodação.

A maior parte das doenças oculares, nas suas fases iniciais, são acompanhadas por um aumento do volume de acomodação. O cérebro acompanha o trabalho do sistema de acomodação e, em caso de "avaria", calcula a opção mais ergonómica para restabelecer esta importante função do órgão da visão.

Exemplo: a catarata cortical inicial é acompanhada por um duplo aumento do volume de acomodação [2]. A hidratação do cristalino aumenta a sua elasticidade, o que facilita o trabalho do aparelho de acomodação.

Está estabelecido que a catarata inicial permanece no estado estabilizado durante anos na maioria dos casos [1]. Na nossa opinião, isto deve-se ao facto de a acomodação nestes olhos não funcionar mal e de não haver necessidade de mais cataractogénese (o cérebro não estimula a progressão das opacidades do cristalino).

Como é que um pterígio pode facilitar o funcionamento de um aparelho de acomodação? - Formando um astigmatismo direto da córnea.

Os nossos estudos em doentes com pseudofáquia e astigmatismo [3] mostraram que os olhos com astigmatismo miópico simples e complexo de tipo direto até 1,5 dptr (diâmetro da pupila - 3 mm) têm o maior volume de pseudoacomodação e as melhores funções visuais ao longe e ao perto.

Formámos este astigmatismo com uma queratotomia em frente de uma LIO monofocal. Esta refração aprofundou a área focal (AF) do olho artifácico e permitiu que os pacientes realizassem trabalhos visuais ao longe e ao perto sem correção adicional dos óculos.

Ao crescer na córnea ao longo do meridiano horizontal, o pterígio achata-a e provoca um aumento do meridiano vertical, ou seja, forma um astigmatismo direto. Se a zona focal do olho for suficientemente aprofundada e o trabalho do aparelho acomodatício for restabelecido, o pterígio estabiliza-se. Se o objetivo não for atingido, progride.

Diante do exposto, torna-se compreensível o alto risco de recidiva do pterígio no pós-operatório, que pode chegar a 68-82% [4]. Uma vez que o pterígio facilita o trabalho do aparelho acomodativo, formando um astigmatismo direto da córnea, a sua excisão altera a configuração da córnea e diminui a profundidade do AF, o que dificulta o trabalho do aparelho acomodativo. Daí o elevado risco de recorrência da doença.

Não é por acaso que as complicações do tratamento cirúrgico do pterígio são:

1. escleromalácia;

2. esclerite necrotizante [4].

Estes processos podem ser considerados como reacções adaptativas do olho destinadas a restaurar a acomodação. O adelgaçamento da esclerótica devido à malácia aumenta o segmento anterior "apertado" do olho, a distância entre os ligamentos ciliares e a cápsula do cristalino aumenta um pouco, os ligamentos ciliares estão menos flácidos, o que facilita o trabalho do aparelho de acomodação (em comparação com os estafilomas esclerais na miopia e no glaucoma - doenças cujo gatilho é a fraqueza da acomodação).

Que formas propomos para resolver o problema do pterígio?

1. Estilo de vida saudável, óculos de sol.

2. A formação de um astigmatismo míope direto simples até 1,5 dptr com a ajuda de um excimer laser nos olhos com um pterígio progressivo ou recorrente.

3. No caso de pupilas muito estreitas - midríase a laser (3 mm de diâmetro).

Na nossa opinião, estes métodos de tratamento devem reduzir o defeito cosmético devido ao pterígio e, possivelmente, prevenir o desenvolvimento de outras doenças oculares.

Referências

1. Пучковская Н.А., Венгер Г.Е., Тодор Г.Ю. Особенности возрастных катаракт у соматически здоровых лиц и влияние ряда факторов на динамику помутнения хрусталика // Тезисы докладов VII съезда офтальмологов УССР.- Одесса, 1984.-С.45-46.

2. Радзиховский Б.Л. Старческая дальнозоркость. - Медицина, Ленинградское отд., 1965.- 159с.

3. Рудковская О.Д. Исследование возможности увеличения псевдоаккомодациии артифакичного глаза путем формирования его фокусной

4. области // Автореферат ...дис.канд.мед.наук. - Одесса, 1994. - 16с.

5. Сердюк В.Н., Пилипенко Л.Ю. Птеригиум. Этиология, патогенез, лечение. Современный взгляд // Офтальмология. Восточная Европа. -

2015. -№4 (27).-С.92-99

6. Rudkovskaya O. Refração e acomodação na etiopatogenia das doenças oculares. Coleção de artigos científicos.-Saarbrucken,Alemanha :LAP LAMBERT Academic Publishing;2013.-75p.

CURRICULUM VITAE

A felicidade é ser útil às pessoas e ter a consciência tranquila.

Leão Tolstoi

Rudkovska (Havriliuk) Oksana Dmytrivna nasceu na cidade de Storozhynets, região de Chernivtsi, no seio de uma família de intelectuais. Em 1977, terminou a escola secundária №4 de Storozhynets e foi galardoada com uma medalha de ouro pelo seu excelente progresso. Entrou para o Instituto Médico Estatal de Chernivtsi, onde se licenciou em 1983 e obteve um diploma com distinção.

1983-1987 - médico do departamento de oftalmologia do hospital regional de Cherkasy.

1987-1990 - estágio clínico no Departamento de Oftalmologia do Instituto de Estudos Médicos Avançados de Kiev.

1990-1994 - estudos de pós-graduação no Instituto de Investigação Científica de Doenças Oculares e Terapia de Tecidos com o nome do Académico Filatov (Odesa).

1994- defendeu a sua tese "Estudo da possibilidade de aumentar a pseudoacomodação do olho pseudofácico, formando a sua área de focagem".

1990-1997 - cirurgião do Centro Nacional de correção cirúrgica de erros refractivos (Kiev). Departamento de Oftalmologia

Desde 1998 até à atualidade, trabalha na Universidade Estatal de Medicina de Bukovynian (Professora Assistente, Professora Associada).

É autor de 20 patentes da Ucrânia e de mais de 100 trabalhos científicos.

Em 2007 - laureada com o prémio em homenagem a B.L. Radzihovsky por ter desenvolvido o conceito de etiopatogénese das doenças oculares que são as principais causas de deficiências oculares. Com base neste conceito, propôs e aplicou novos métodos de tratamento conservador e cirúrgico de oftalmopatologia protegidos por patentes da Ucrânia. Estes métodos permitem salvar a visão de pacientes em casos que antes terminavam com cegueira e incapacidade.

As principais disposições do conceito de etiopatogénese das doenças oculares (glaucoma, catarata, miopia, degenerescência macular relacionada com a idade, etc.) são apresentadas numa série de artigos científicos.

Com os melhores cumprimentos, Oksana Dmytrivna Rudkovska, PhD,

Professor Associado do Departamento de Oftalmologia com o nome de B.L. Radzihovsky, Universidade Estatal de Medicina de Bukovynian

Contactos:

Oksana Dmytrivna Rudkovska, doutorada,

Professor associado do Departamento de Oftalmologia com o nome de B.L. Radzihovsky Bukovynian State Medical University, cidade de Chernivtsi, Ucrânia

Endereço postal: 12 Kolomyiska St., Storozhynets 59000, Chernivtsi Oblast, Ucrânia

correio eletrónico: rudkovskaya.oksana@gmail.com

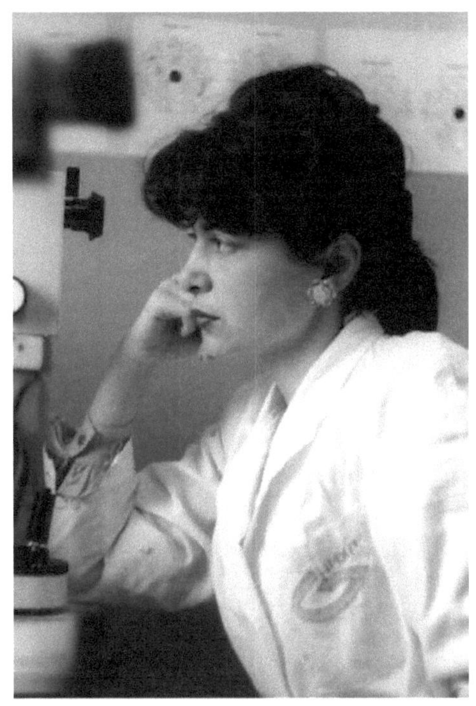

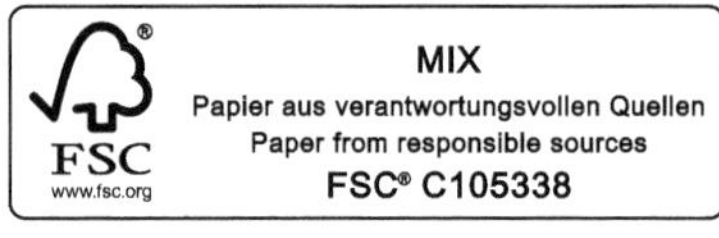

Printed by Books on Demand GmbH, Norderstedt / Germany